JN315273

ひじ回し1分ダイエット

★ウエスト17cm減 ★体重7キロ減 ★アンダーバスト12cm減

南 雅子

青春出版社

1日1分！簡単で気持ちいいのにスッキリやせる整体エステ！――はじめに

エステに整体カイロを取りいれたボディメイクのパイオニアとして二十年以上たちます。その中で編み出し、取材に初めていらした方でさえ1分で効果がでて驚かれる「ひじ回し」エクササイズをご紹介できることを嬉しく思います。

さて「ひじ回しダイエット」と聞いて、あなたはきっとこう思っているはず。

「えっ、ひじを回すだけで、本当にやせるの？」

でも、そう思うのはあなただけではありません。みなさん、最初は半信半疑なのです。わたしのサロンにいらっしゃる方も、みなさんそうおっしゃいます。

だからわたしは、

「とにかく、ほら、やってごらんなさい！」

と、少し手を添えて、ひじをクルンと回してあげるんですね。そうすると、「あらっ？」という顔が鏡に映ります。

「肩の位置がうしろにスッとずれて、背筋が伸びたように感じる……」

そう、その感覚こそがひじ回しダイエットのスタートです。

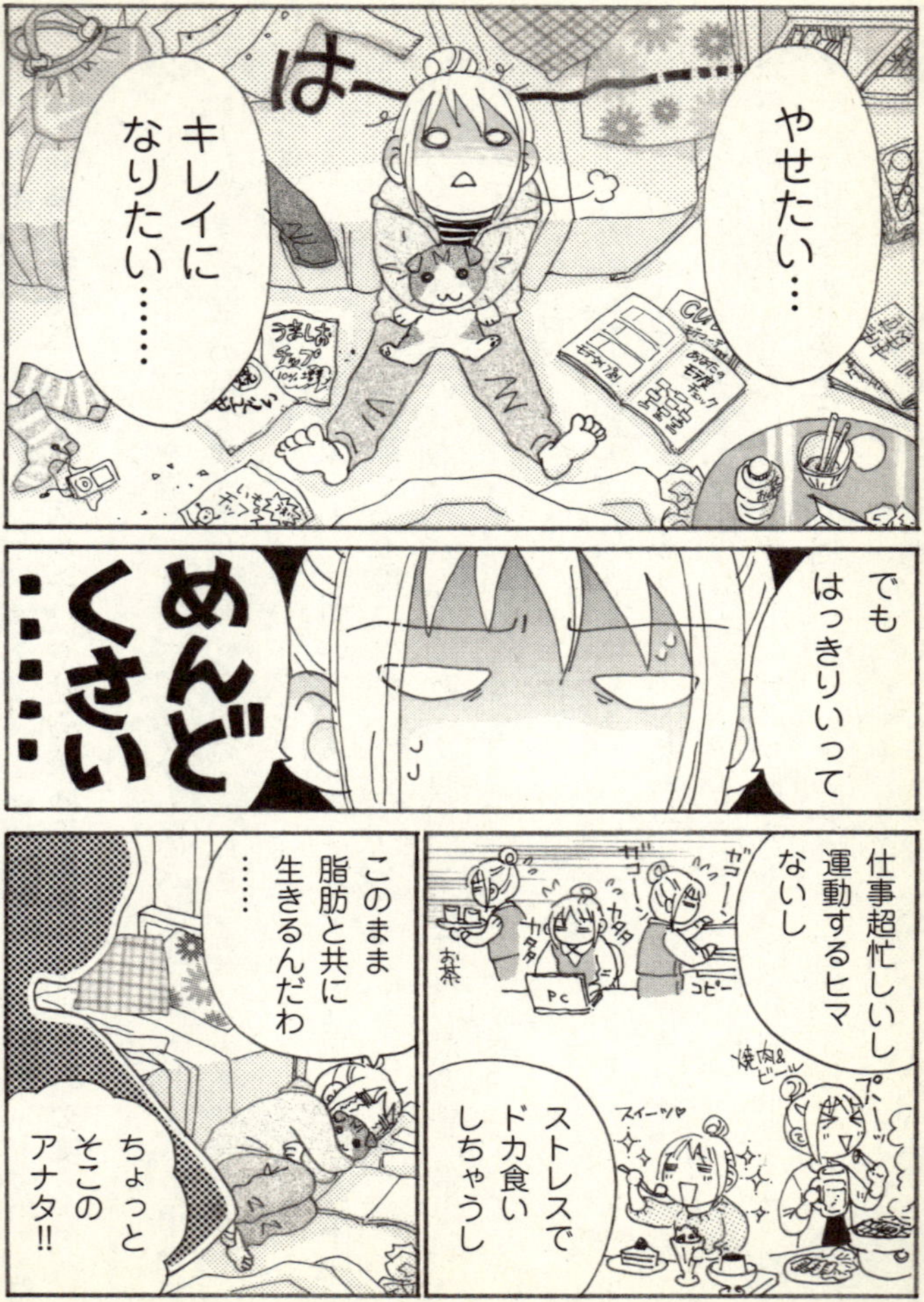
やせたい…
は〜
キレイになりたい……
でもはっきりいって
めんどくさい……
仕事超忙しいし運動するヒマないし
ガコーン
カタカタ
お茶
PC
コピー
ストレスでドカ食いしちゃうし
焼肉&ビール
プハーッ
スイーツ♡
このまま脂肪と共に生きるんだわ……
ちょっとそこのアナタ!!

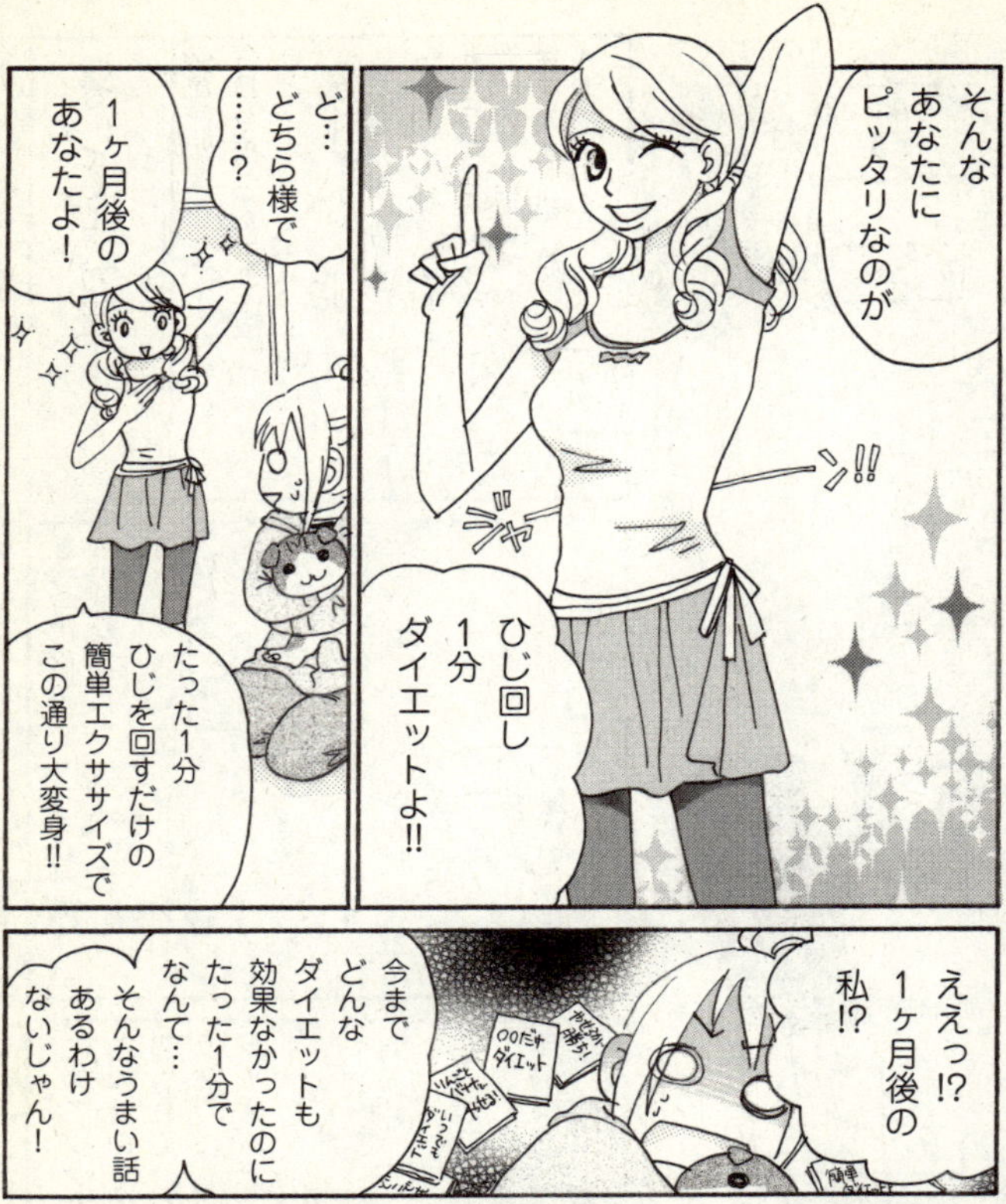
そんなあなたにピッタリなのが
ジャーン!!

ひじ回し1分ダイエットよ!!

ど…どちら様で……?

1ヶ月後のあなたよ!

たった1分ひじを回すだけの簡単エクササイズでこの通り大変身!!

ええっ!? 1ヶ月後の私!?

今までどんなダイエットも効果なかったのにたった1分でなんて…そんなうまい話あるわけないじゃん!
○○だけダイエット
まあまあ
信じられないのもムリはないけど
あ
とにかく一回やってみて!!

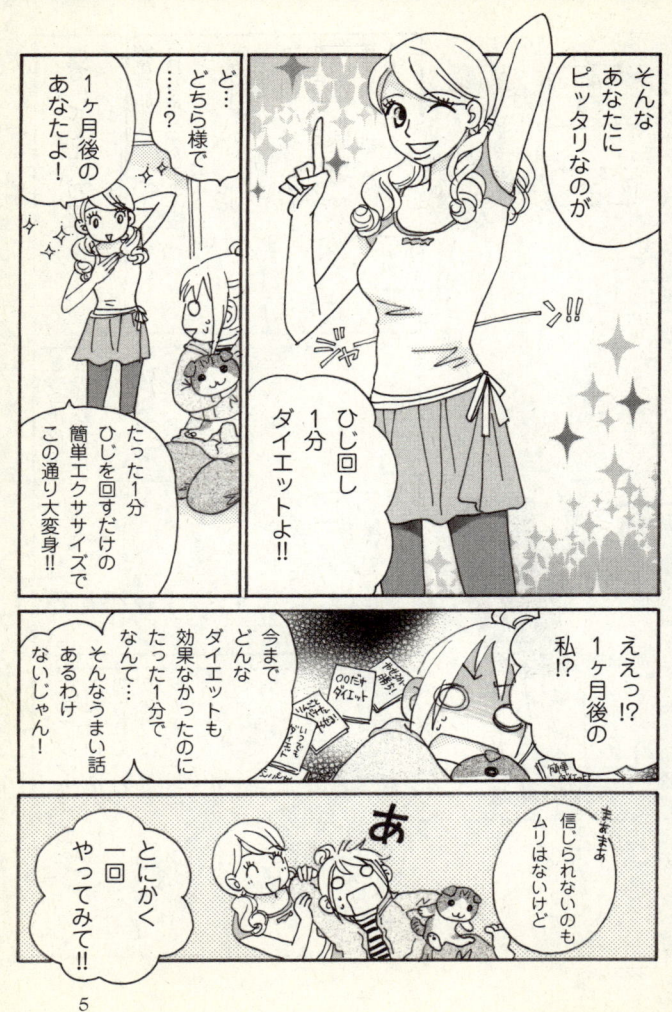

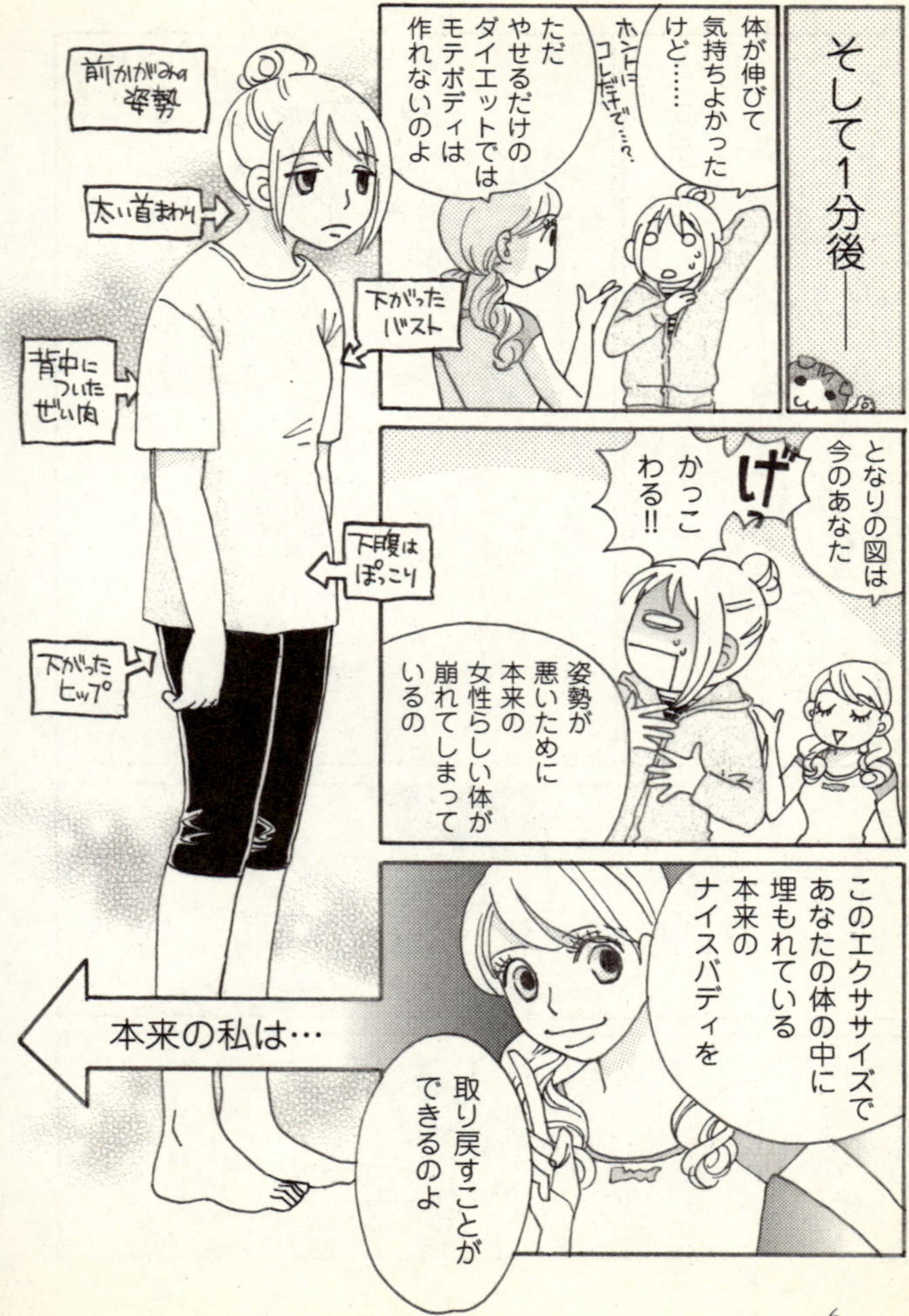
そして1分後――
体が伸びて気持ちよかったけど……
ホントにコレだけで…?
ただやせるだけのダイエットではモテボディは作れないのよ
となりの図は今のあなた
げっ
かっこわる!!
姿勢が悪いために本来の女性らしい体が崩れてしまっているの
このエクササイズであなたの体の中に埋もれている本来のナイスバディを
取り戻すことができるのよ
前かがみの姿勢
太い首まわり
下がったバスト
背中についたぜい肉
下腹はぽっこり
下がったヒップ
本来の私は…

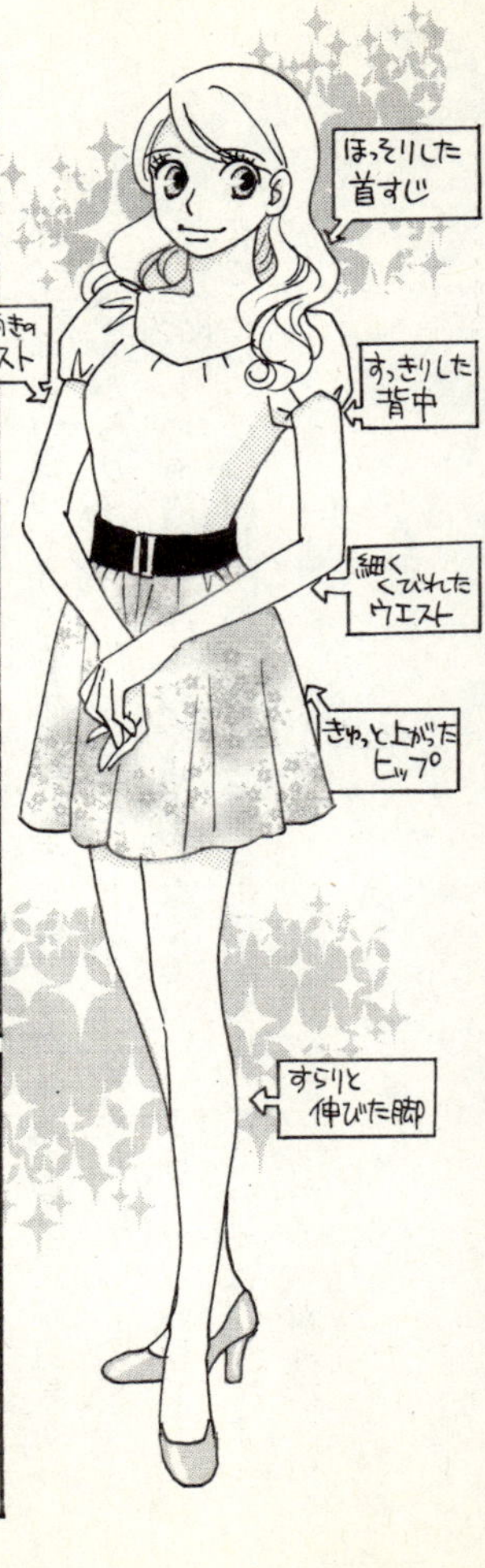
ほっそりした首すじ
上向きのバスト
すっきりした背中
細くくびれたウエスト
きゅっと上がったヒップ
すらりと伸びた脚

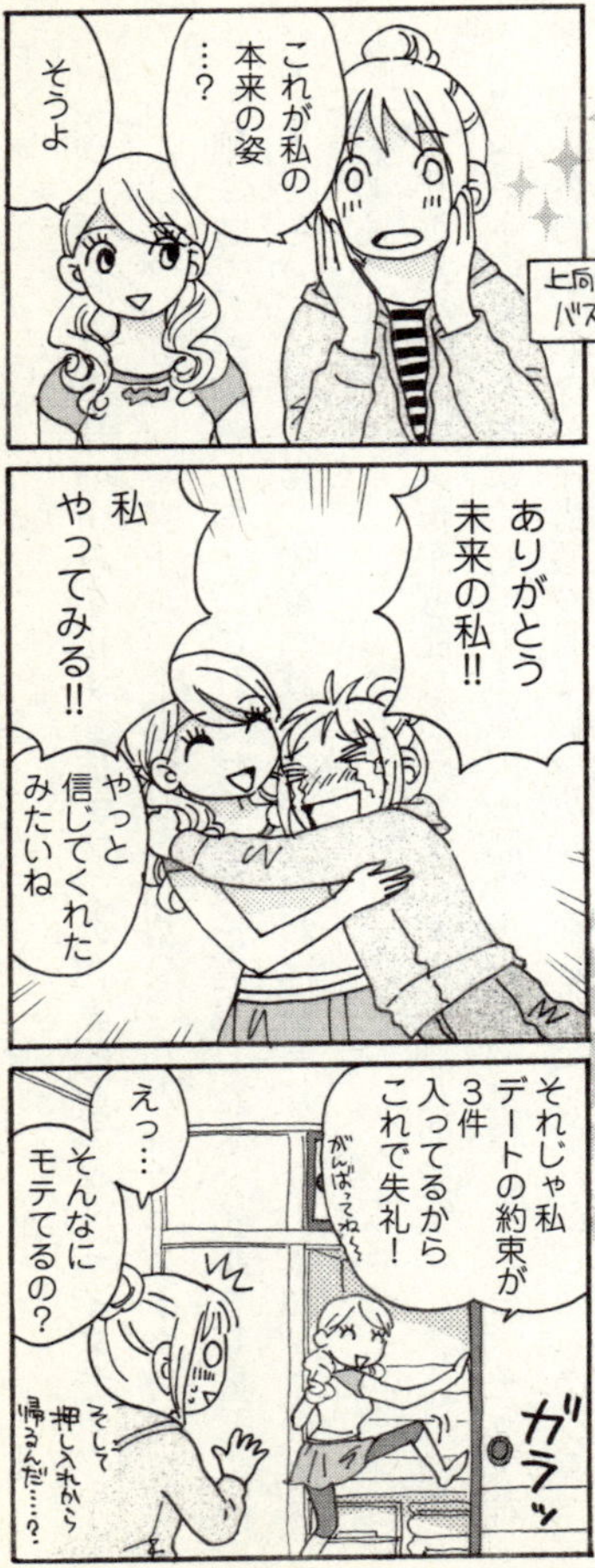
これが私の本来の姿…？
そうよ
ありがとう未来の私!!
私やってみる!!
やっと信じてくれたみたいね
それじゃ私デートの約束が3件入ってるからこれで失礼！
がんばってね〜
えっ…そんなにモテてるの？
ガラッ
そして押し入れから帰るんだ…？

「ひじ回し」は全身の歪みを正す整体エステの代表的なエクササイズです。

1日1分、ひじ回しダイエットをつづけた結果、なんとウエストを17センチも細くした人がいるんです。これだけの数値を実現したスタイルを想像してみてください。もちろん、体重が減っていないわけがありませんよね。この方は、7キロもヤセました。

なぜこんな数値の実現が可能なの？　よく聞かれる質問ですが、答えは簡単。ウエストのくびれをなくしている原因の肋骨を正しい位置に上げる。そうすれば必然的に上半身が股関節の上にしっかりと乗る。だから、ひじ回しダイエットでは、下半身のほっそりも実現してしまうのです。洋服のサイズが11号から7号へ、13号から9号へと、体のシルエットがどんどん変わっていくのです。

もう、おいしいものを食べるのを我慢しなくていい。1日1分、いつでもどこでもできる「ひじ回し」が、ハッピーな生活を実現してくれるはずですよ！

南雅子

ひじ回し1分ダイエット　★ウエスト17㎝減　★体重7キロ減　★アンダーバスト12㎝減

もくじ

Part 1 ウエストがくびれる！バストがアップする！「ひじ回し」が奇跡の体をつくる！

Part2

なぜ、ひじを回すだけで、体型が劇的に変わるのか？　29

Part3 ヤセない原因はココにある！ あなたの「肩まわり」をいますぐ診断します

Part 6

Part 7

「手・ひじ・肩」
〝しなやかモテボディ〟をつくる毎日のちょっとした習慣 151

カバーイラスト…あいかわももこ／本文イラスト…池田須賀子
DTP・デザイン…ハッシィ／編集・構成…コアワークス

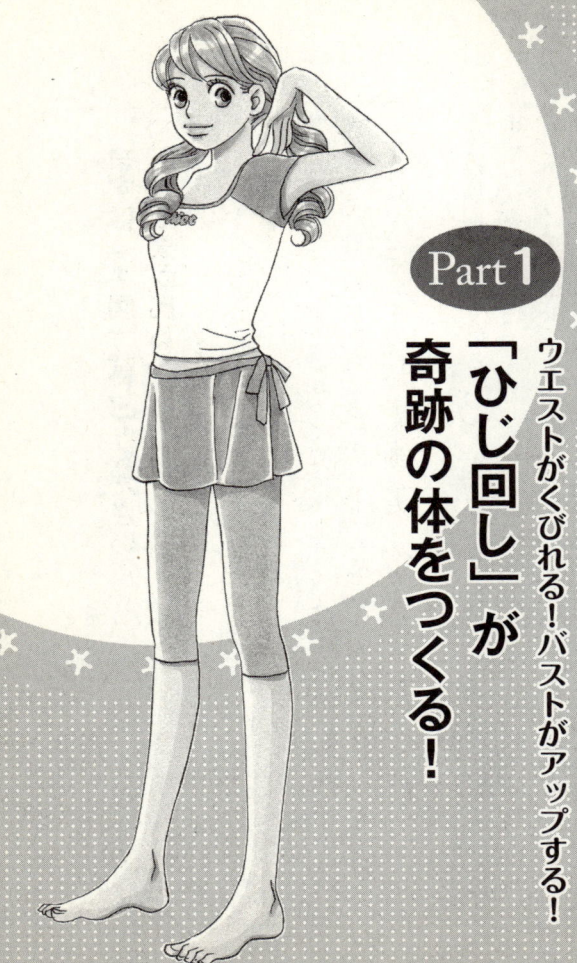

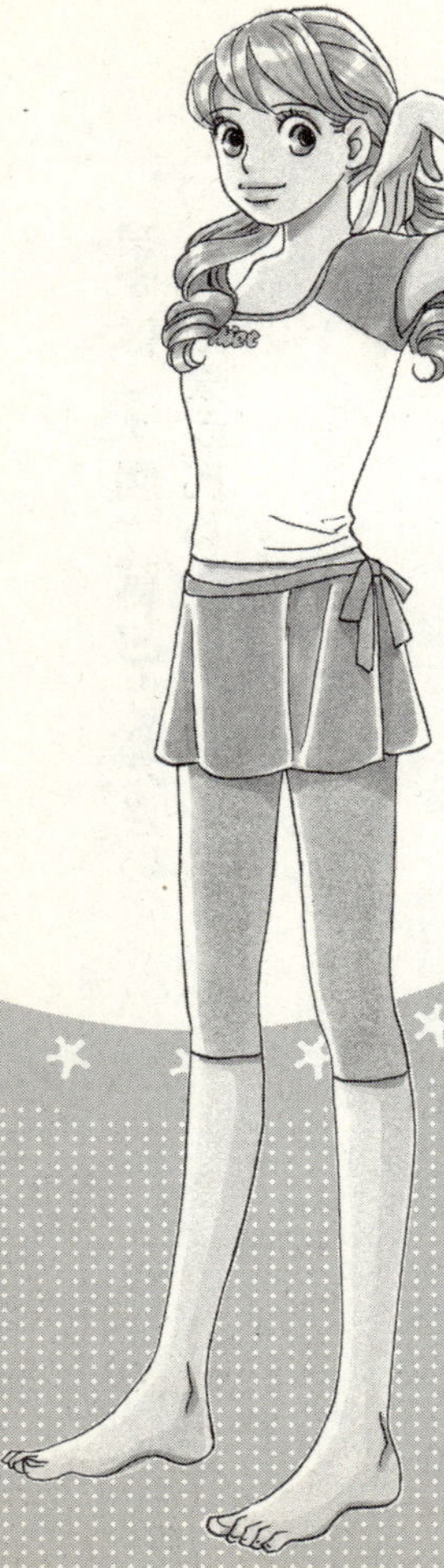

Part 1

ウエストがくびれる！バストがアップする！

「ひじ回し」が奇跡の体をつくる！

まずは「1回」試してください！
必ず効果が出るんです！

キレイにヤセたい！　と、いざダイエットに挑んでも……

「食事制限したら、胸だけがなくなってしまって……」
「運動をしたら、むしろたくましくなってヤセないんです……」
「上半身はヤセているのに、下半身が太ってるんです……」

そんな悩みを抱えている人、多いですよね？　でももうあきらめることはありません。

たしかに、食事制限では女性らしいモテボディは作れません。間違ったエクササイズでは、余計な部分の筋肉がたくましくなってしまいます。

だから、正しく体に作用するエクササイズが必要なのです。

じつは、体型に悩む多くの女性に共通している事実があります。

それは、「前かがみの姿勢」であるということ。とくにわたしがよくいう、〝前傾・前肩〟の人がいかに多いことか。

〝前肩〟とは、肩が上がり前側に出ている人のこと。後ほど詳しく説明しますが、前肩は体のいろんな部分に悪影響を及ぼすのです。

「ひじ回し」は、肩甲骨や肩まわりからアプローチすることで、ウエストくびれ、バストアップ、下半身ヤセなど、体全体をキレイに整えるエクササイズ。

試しに、1回でいいのでやってみてください。

必ずみなさん「なぜ？」と驚かれます。たった1回で肩がうしろに引かれ、きちんと行えば、上がっていた肩が3㎝は下がります。しかも1回で、バストトップが高くなります。

なぜ、肩をうしろに引き、下げると体が変わるのか。

驚きのメカニズムをご説明しましょう。

〝女性らしい体〟と〝男っぽい体〟の一番の違いとは？

当然のことですが、女性らしい体と男性らしい体は違います。

男性は本来、狩りをしたり、敵と戦ったり、重いものを持つなど肉体労働に適した体型につくられています。

まず、首のうしろに僧帽筋《そうぼうきん》という硬い筋肉がついていて首が太い。重いものを持ち上げるには肩から二の腕にかけてついている三角筋《さんかくきん》も発達していなければなりません。盛り上がって四角い、というのが男性の肩まわりの特徴です。

首から肩にかけて盛り上がっているため、背中面は広く長くなります。胸にある肋骨が広く、下がり気味。これを支えるために背中面の筋肉も発達しています。あご回りがしっかりしているのも、男性の特徴です。

当然、大きな上半身を支えるには下半身も発達していなければなりません。

肩まわりの筋肉はこうなっています

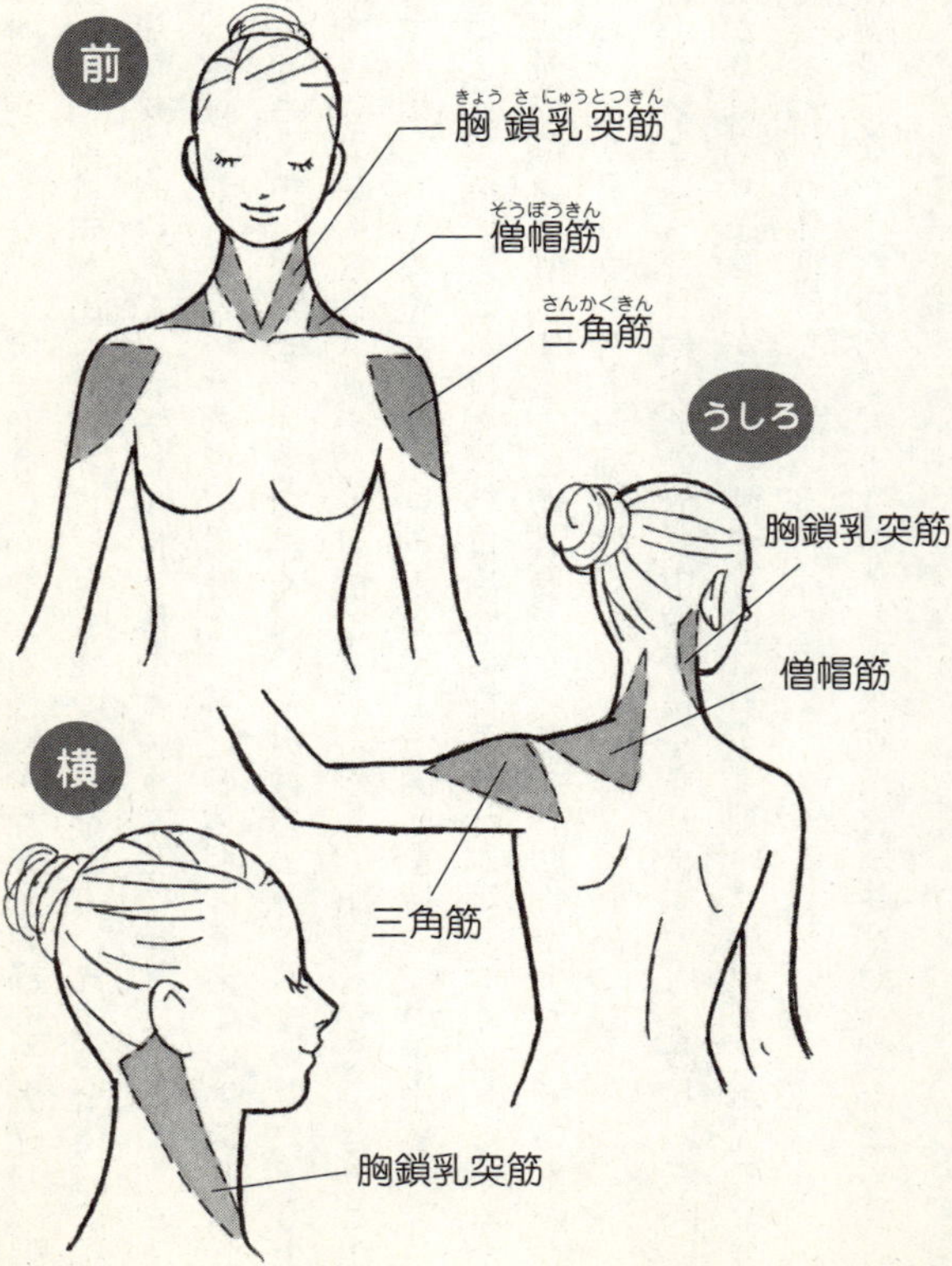

上半身の肩から背中、腰まわりにつながる硬くたくましい筋肉が発達し、脚の太腿が硬く前に張り出し、ふくらはぎも硬い筋肉をしています。全体的に見ると、男性の筋肉は硬く、頑張りがきく体型ということになりますね。

一方、女性らしい体というのは、男性とは真逆の体型と考えていいでしょう。まず顔が小さくて、首がまっすぐで細く長い。男性のように肩まわりに盛り上がりはなく、背中の筋肉が薄いのが特徴です。だから、肩甲骨がくっきりと出てきます。そしてしなやかな美しい動きができる関節を持っています。

胸面は広くて高い。これは女性のほうが男性より肺が細くつくられているため、絶対量の酸素を吸収することが必要だからです。肋骨《ろっこつ》が上がっているのもそのため。だから、ウエストが細いのです。

胸面が広いということは、その分背中面が狭くなります。肩まわりの筋肉に盛り上がりはありませんから、女性の背中は短くて細い。肩甲骨《けんこうこつ》とお尻の距離が短くなるという体型になっているわけです。

前太腿《ふともも》はしなやかな筋肉で、男性のような張り出した硬く太い筋肉は必要あ

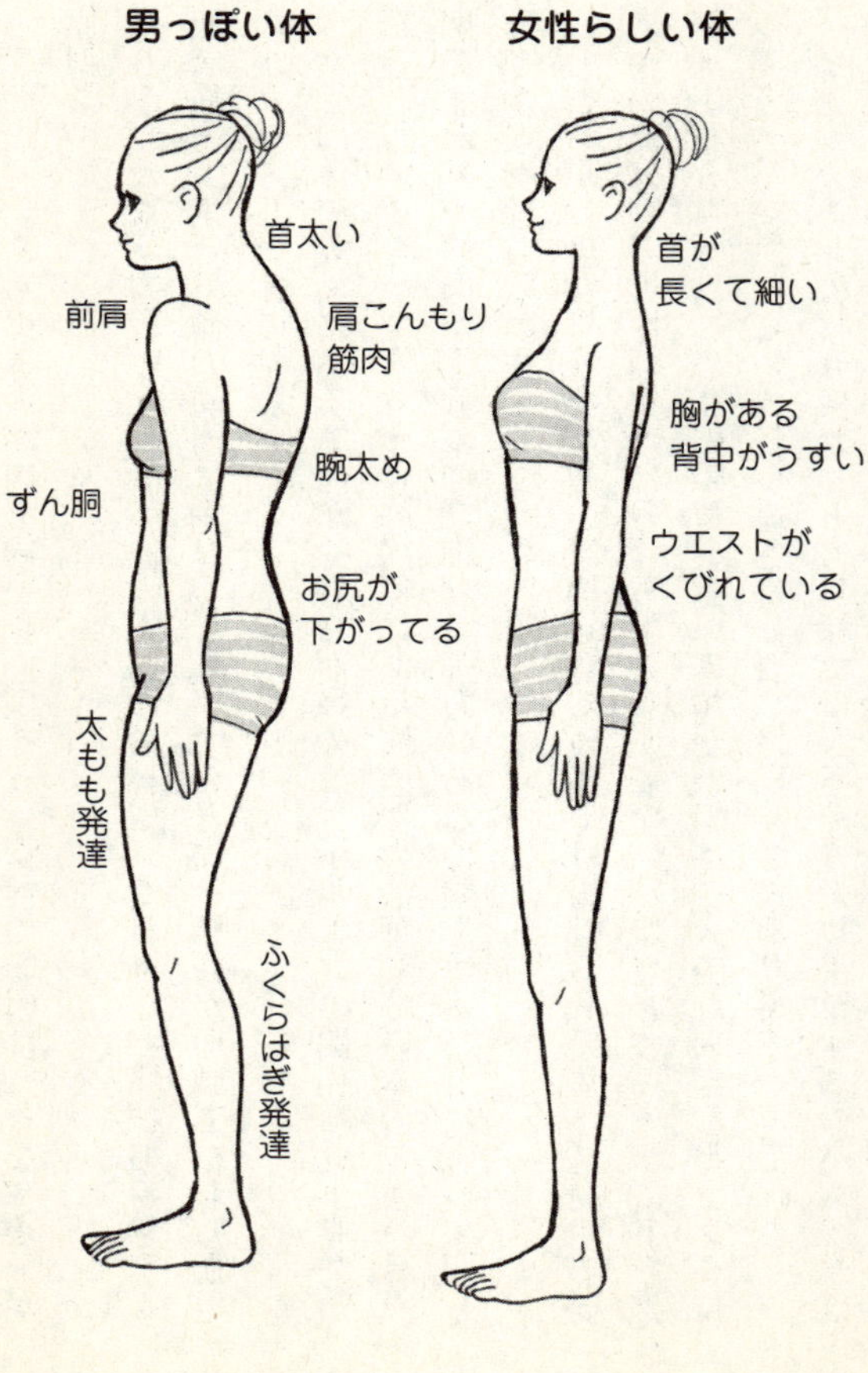
男っぽい体
女性らしい体
首太い
前肩
肩こんもり
筋肉
腕太め
ずん胴
お尻が
下がってる
太もも発達
ふくらはぎ発達
首が
長くて細い
胸がある
背中がうすい
ウエストが
くびれている

りません。ふくらはぎの筋肉も硬くない。そう、女性の筋肉は〝しなやか〟が原型なのです。

しなやかな筋肉というのは、体の内側にあって、やわらかく伸び縮みをする深層筋肉です。外側の筋肉は少なく、うっすらと皮下脂肪がついてやわらかいのが女性らしい体の特徴。

女性の体の表面にある筋肉がやわらかいのは、ホルモンの関係や皮下脂肪が発達しているためであり、体の内側にある筋肉が大活躍しているのです。骨や関節まわりの筋肉が十分に伸び縮み、弾力のある伸縮をすることによって、しなやかな女性らしい体をつくっているのです。

ところが、男女平等な能力を求められる現代では男性らしい体へ誘発する要素がいっぱい。男性顔負けに力仕事をこなす姿や、パソコンのキーボードや携帯メールを打つ前のめりの姿勢、重い書類がいっぱい入った大きなバッグを持つ姿……。女性らしい体から遠ざかる要素はたくさんあります。

ファッションの移り変わりとも無縁ではなさそう。ローライズのパンツがはやれば、ウエストの緊張感もルーズになりがちです。年齢を重ねると肩甲骨は埋もれてしまいがちなのですが、たっぷりとしたトップスが流行っていれば、肩甲骨に意識がむくことは少なくなってしまいますね。

最近の若い女性は、細身で脚も長いのに、ウエストが太くずん胴だったり、猫背気味で肩甲骨が埋もれてしまって不健康に見える人が多くなっているように感じるのは、わたしだけでしょうか。

魅惑のモテボディをつくるポイントは「肩まわり」にあり

では、女性らしい体をつくるには、どんなところにポイントを置いたらいいのでしょうか。

「それはやっぱり、ウエストのくびれたラインじゃないの？」

いえいえ。まず注目してほしいのは「肩・鎖骨まわり」です。上がった前のめりの前肩ではしなやかな美しいボディには見えません。男性らしい体をつくる「僧帽筋」「三角筋」の盛り上がりをとって、肩をクッとうしろに戻し、肩甲骨を下げて、背中を狭く短くする。このラインをつくることが女性らしい体になるためにはとっても大事なことなのです。

「肩まわりって、まずヤセることから始まって、ヤセてきたら整えていく部分じゃないの？　ふつうはそう考えると思うけど……」

そうですね。でも、ヤセることと女性らしい体型を手にすることが同時にできる方法があるといったら？

「もちろん、やるっ！」

それが、本書でご紹介する「ひじ回し」ダイエットです。

「ひじ回し」ダイエットのすごいところは、ヤセたいところだけをターゲットにしていないところです。「ひじ回し」のやり方については86ページ以降でお話しますが、実際に「ひじ回し」を始めてみるとおわかりになると思います。

「ひじを回しているだけなのに、なぜ他の部分もこんなに変わるの？」

ひじを回しているだけなのに、ウエストがどんどんくびれて細くなってくることに驚かれると思います。そればかりではありません。バストもアップ。ちょっと下向き広がり加減だったトップバストもツンと上を向いてきます。肩まわりの硬い筋肉がとれてくると、首がスッとまっすぐに立って、細くなります。首が細くなれば当然、あごのラインもすっきり。小顔の実現ですね。もちろん、だれもが憧れる天使の羽（肩甲骨）も出てきて、背中のラインは美しく変貌してきます。背骨が正しく並び始めると下半身にもいい影響が出ます。そう、ほっそりヤセてくるんですよ。

食事制限いっさいナシでウエスト17cm減！体重7キロ減！

〝美しくやせる〟意識を持つことこそが大切。わたしはそう考えています。カロリー制限をして食べたいものを我慢したり、無理なダイエットでゲッソリやせたり……。健康的でなく、美しくやせることができないダイエットは、結局、リバウンドへとつながってしまうのではないでしょうか。

「ひじ回し」ダイエットに食事制限は必要ありません。実際、食事制限なしで「ひじ回し」を続けて3カ月で、なんとウエストが17センチ細くなり、7キロもやせた人がいるんです。まず、その数値をごらんください。

身長　152センチ
体重　62キロ　⇓　55キロ
ウエスト　81センチ　⇓　64センチ

この人は30代半ば。

「太りやすい体質なのか、ダイエットをしても必ずリバウンドしてしまうということをくり返していたので、食事制限でのダイエットには、すでに消極的でした。でも、やせたい……」

その願いを叶えたのが「ひじ回し」ダイエットだったというわけです。

「仕事柄、前屈みになる姿勢が日常でしたから、背中はつねに緊張状態にありました。1日が終わるころには、背中はパンパン。その分、おなかはどんどん前にせり出して、ウエストもくびれなし状態だったんです」

数字をみていただければわかると思いますが、この人は「ひじ回し」を続けて、ウエストが17センチも細くなっています。前屈みの姿勢を少しずつ立てて、伸ばしていくことによって、ここまでの変化があらわれたのです。

「メリハリのある体のラインって、いいですね。ウエストラインを触っては、よしよし、いいくびれ！　って満足しています」

背中の肉がなくなると胸が前に出る。彼女は「バストの位置が上がった」変化もしっかりと感じているといいます。

彼女が毎日欠かさず「ひじ回し」を続けてきた成果は、けっして「羨ましいな〜。でも、わたしには……」ではありません。

わたしはたくさんの女性の「きれいになる瞬間」と出会ってきましたが、みなさんが共通しておっしゃるのは、「背筋が伸びて気持ちがいい～」ということ。「体をダイナミックに動かすわけでもないし、エクササイズをやってきついと感じることもないのに、なぜこんなに体のラインがきれいになるんだろう。実践しているわたしでも不思議……」

それは体の本来あるべき姿にそったエクササイズだからです。少し歪んだらもとに戻してやる。縮んで固まっている筋肉があったら少しだけ力を加えて伸ばしてやる。たったそれだけの原理なのです。

「ひじ回し」は、とにかく気持ちがいい。気持ちがよくて、しかもメリハリのある女性らしい体のラインを取り戻すことができて、しかもヤセる。とっても欲張りなエクササイズなんです。

たくさんの人に「ひじ回し」にトライしていただいて、その瞬間と出会ってほしい。それが前向きになって、明るい笑顔の新しい自分と出会う瞬間でもあると思うからです。

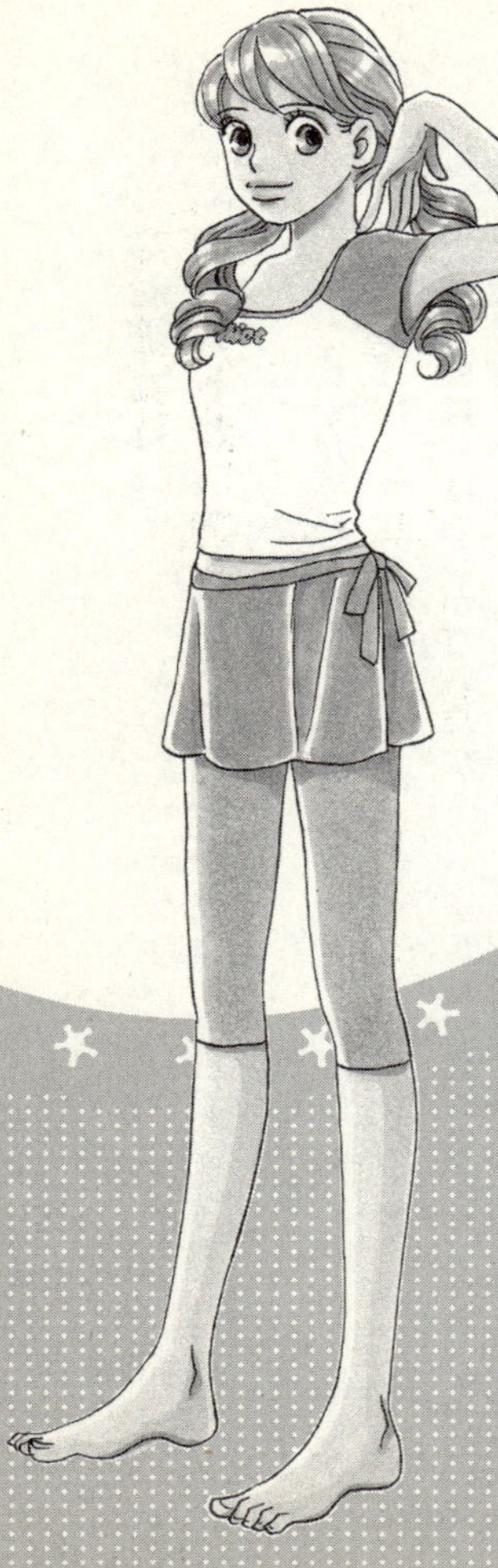

Part 2

なぜ、ひじを回すだけで、体型が劇的に変わるのか？

なぜ彼女はウエストが17㎝もくびれたのか？

女性ならだれもが手に入れたいと思っているウエストのくびれ。

「そう、だからちょっと気合いを入れて腹筋をやっているの」

さて、効果のほどはいかがでしたか？　おそらく〝期待はずれ〟の人が多いのではないでしょうか。きれいにくびれたウエストラインをつくるカギは、腹筋ではありません。じつは肋骨が握っているんです。

ウエストとは、肋骨《ろっこつ》と骨盤《こつばん》とのあいだにあります。問題はその距離です。距離が短すぎたらどうでしょう。ウエストがくびれるスペースがなくなってしまいますよね？　そう、ウエストがくびれるためには、肋骨と骨盤の距離が〝十分にある〟ことが、必須条件なのです。

距離が短くなっているのは、肩甲骨が上がり肋骨が下がっているからですが、

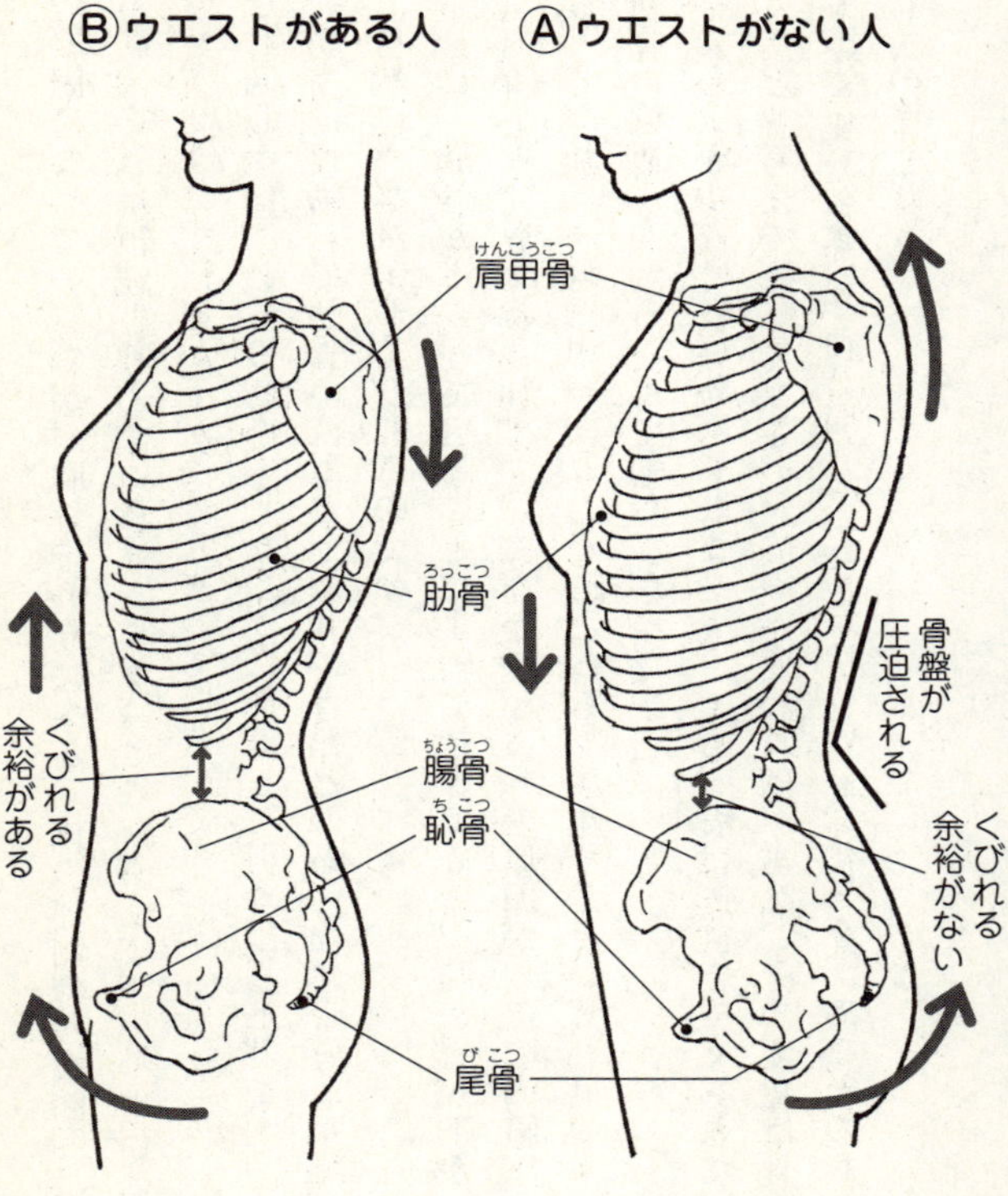
Ⓑウエストがある人
Ⓐウエストがない人
肩甲骨《けんこうこつ》
肋骨《ろっこつ》
腸骨《ちょうこつ》
恥骨《ちこつ》
尾骨《びこつ》
くびれる余裕がある
骨盤が圧迫される
くびれる余裕がない

その原因になっているのが、肋骨まわりにある、体の前側の〝縦筋〟（縦に伸びる筋肉を私は縦筋と呼んでいます）です。ここが衰えて下がっているため、肋骨を支えきれず位置が下がってしまっているのです。

「ひじ回し」はこれらの筋肉をしなやかに伸ばし、引っぱり上げます。その結果、筋肉に連動して肋骨の位置が上がり、骨盤とのあいだに十分な距離ができて、自然にウエストがくびれるのです。

さらに、肋骨が下がっていることによって起きている、肺や胃が下がった状態（内臓下垂）も改善されます。おなかぽっこりの原因が、この内臓下垂ですから、くびれと同時にすっきりしたおなかも、実現するというわけです。

「肋骨の位置が変わるなんて知らなかった！」

そんな人が少なくないかもしれません。でも、骨は筋肉で支えられているということを考えてみてください。筋肉が変われば、当然、その変化は骨にもおよぶのです。さぁ、「ひじ回し」で肋骨に〝いい変化〟を、あなたのものにしてしまいましょう。

モデルのようなまん丸モテバスト、そのカギは「姿勢」

上を向いたバストは女性の魅力の象徴といっていいかもしれません。でも、「年齢とともに下がる」のはしかたがない、なんて諦めてはいませんか?

バストの位置を決めているのは、年齢よりも姿勢、そして筋肉です。いけないのは前のめりの姿勢です。いつも姿勢が前のめりになっていれば、バストが下がってくるのは必然。しかも、左右に広がってしまいます。

前肩にならずに背骨から首、頭までのラインが真っすぐに伸びる。それが理想的な姿勢ですし、バストを上げる姿勢です。スッキリ正しく伸びた背骨が肋骨を引き上げ、バストの位置を高くする、トップバストを上げるのです。

「ひじ回しをして、姿勢がよくなる?」

両者の関係がすんなりつながらない、という印象を持たれるかもしれませんが、前のめりの姿勢では首のうしろから肩、背中に広がっている僧帽筋《そうぼうきん》（19ページ）が大きくのしかかってきます。僧帽筋が硬くなり、盛り上がっていると前肩になりやすく、首や顔が前に傾くのです。それが背骨に負担をかけます。「ひじ回し」をおこなうと、僧帽筋がほぐれてやわらかくなり、下がって薄くなってきます。そのため背骨への負担が軽くなり、真っすぐに伸びた姿勢になるのです。そしてバストを吊り上げている鎖骨の周辺の筋肉（胸鎖乳突筋など）に刺激を与え、バストを引き上げます。

同時に左右に広がっていたバストが、中央に寄って丸くなるのも「ひじ回し」のうれしい効果。バストラインの美しさの決め手は、高いトップバストの位置ともうひとつ、中央に寄っていること。「ひじ回し」はこの2つのポイントを一挙にクリアしてしまう、最高のエクササイズなのです。

バストラインに自信が持てたら、おしゃれの幅も広がります。これまでどこか抵抗があった、胸元をちょっと強調するファッションも、自分演出のラインナップに加わりますね。

思わず抱きしめたくなる〝華奢《きゃしゃ》な肩まわり〟誰でもつくれるんです！

女性らしいボディラインの〝大敵〟が肩のラインです。

「肩幅が広いから、どんな洋服を着ても似合わなくって……」

「男っぽい体型なんていわれるのは、いかり肩のせいかしら？」

そんな悩みを持っている人も少なくないのではありませんか？　肩幅の広さも、いかり肩も、女性本来のやわらかなラインを大きく損なうもの。気になって当然ですね。

肩のラインと深くかかわっているのが三角筋《さんかくきん》（19ページ）、そして僧帽筋です。

肩幅が広くなるのは三角筋が発達しているから。いかり肩になっているのは僧帽筋が盛り上がっているからです。

原因になっているのは首の前傾です。デスクワークで一日中、パソコンを操作するといった仕事をしていると、どうしても体が前かがみになりがち。首も前に傾いていきます。その不自然な姿勢を支えるために、三角筋や僧帽筋が発達し、また、硬くなってくるのです。さわってみると〝コリッ〟とした感触があるはずですよ。

「ひじ回し」をおこなうと、そんな状態が劇的に改善します。前肩が直り姿勢がよくなると余分な三角筋や僧帽筋は薄くなり下がってきます。イメージとしては肩まわりの筋肉がストンと落ちて、整理される感じですね。その結果、肩が下がってなだらかなラインになり、肩幅もグッとほっそりしてくるというわけ。はい、女性らしい肩のラインの完成です。

筋肉はしなやかに縦に伸びると〝細く〟なる。だからヤセる

「あ〜ぁ、また薄着の季節がやってくる。憂うつだな」

肌の露出が多くなる時期には、とても気になる部分がある。そう、二の腕です。半袖やノースリーブを着るとき〝たくましい〟二の腕はいちばんのやっかいもの。最近は大きなバッグを提げている女性が少なくありませんが、重いものを持ち続けていると、自然に腕の筋肉が鍛えられ、マッチョな二の腕ができあがってしまいます。

「ひじ回し」ではひじを上に持ち上げるときに、二の腕の筋肉が縦に伸びます。これがマッチョ解消に絶大な効果を発揮するのです。しなやかに縦に伸びた筋肉は細くなる。不思議に思われるかもしれませんが、ごくおおまかにメカニズムをいってしまえば、そんな感じです。逆に手をげんこつにして腕を曲げ筋肉を縮めると、マッチョができあがります。

実際にエクササイズをおこなうと、「あぁ、伸びてる！」という実感があるはず。それが〝スリムな二の腕〟に直結するのだという意識をもったら、いっそう楽しくエクササイズに取り組めますね。さぁ、「薄着の季節の憂うつ」を吹き払って、思いっきり自由におしゃれしてください。

余分なお肉を背中に寄せると消えてなくなる不思議

自分の背中をじっくり観察したことがありますか？　お風呂のあとは鏡を見るという人も、背中のチェックは甘いのではないでしょうか。背中のチェックポイントは肩甲骨です。肩甲骨はどんなふうになっていますか？

「お肉がたっぷりついていて、肩甲骨がどこにあるのかわからない」

そんな人がいるかもしれませんね。でも、余分な肉がついたままではきれいな体は手に入りません。「ひじ回し」でスッキリにトライしましょう。

背中の肩甲骨まわりには縦、横、斜めの筋肉が複雑に入り込んでいます。「ひじ回し」を続けていると、それらの筋肉が伸縮自在になって薄くなり、下に下がっていきます。それにつれて肩甲骨の位置も下がり、背中が細く短くなり、胴の部分が短くみえる女らしい美人体型に変化していくのです。

余分な肉は背中で整理整頓される

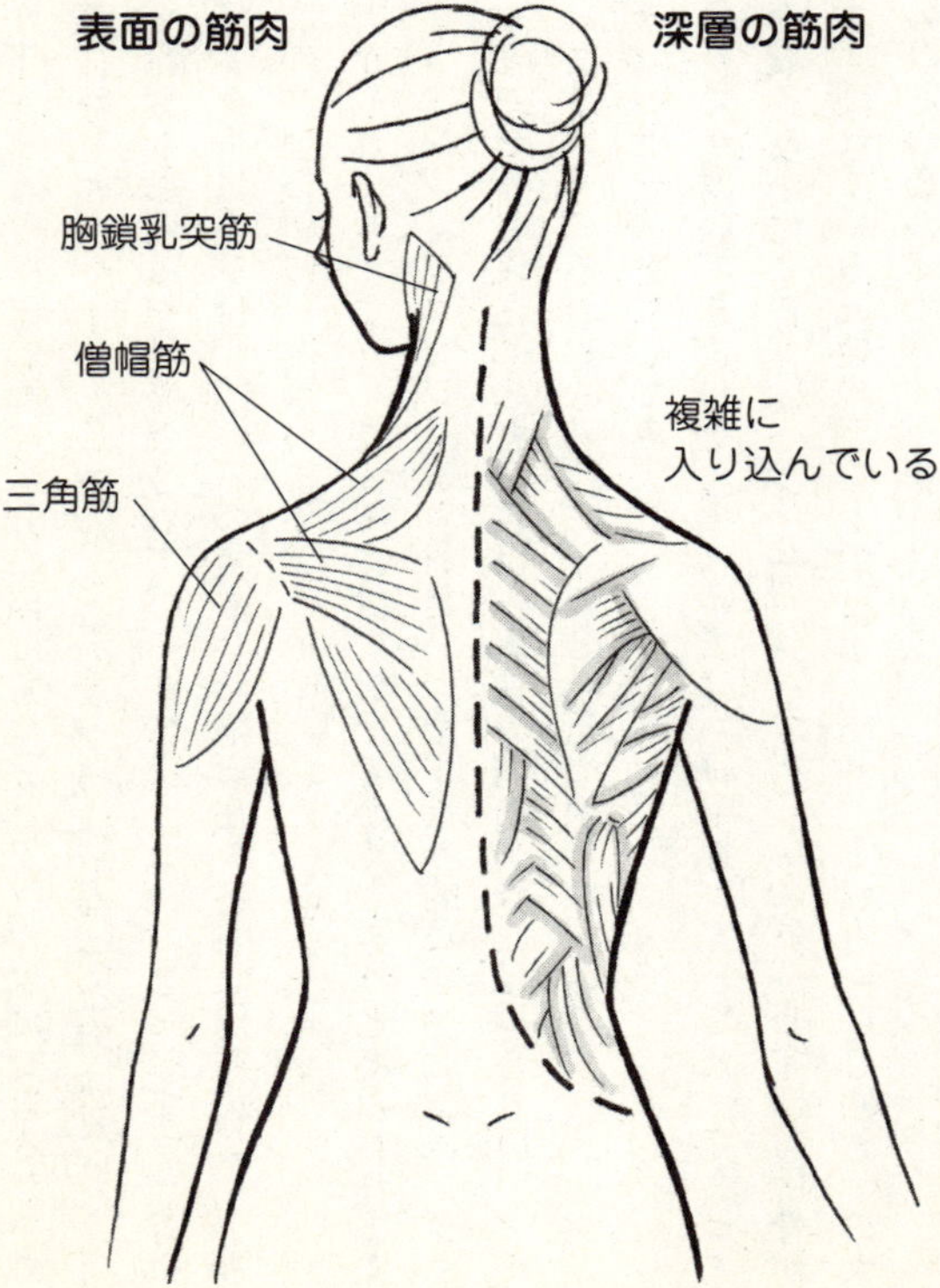

肩甲骨が下がるとそのまわりの余分な肉はちょうどTシャツにできるシワのような状態になります。すると、脳が「このダブついた余分な肉は要らない」と判断し、余分なお肉は整理整頓されて、やがてなくなってしまいます。背中と脳はダイレクトに結び付いているのです。伸縮自在な筋肉は代謝がよくなることも、この整理整頓に一役買います。

余分な肉が取れてスッキリした背中には、肩甲骨がくっきりとあらわれます。パリコレクション、ミラノコレクションといった、世界的なファッションショーに登場するモデルさんたちの背中には、天使の羽のようにはっきり肩甲骨が浮き出ています。あのきれいな背中にどんどん近づいていくのです。

「背中のチェックを入念にしてみよう」

そんな気持ちが湧いてきましたか? いまは「肩甲骨ってどこ?」であっても、がっかりしないでください。「ひじ回し」をおこなえば、必ず、肩甲骨が出てきます。隠れている天使の羽を上手に誘い出す。それも「ひじ回し」の大きな特徴のひとつなのです。

「鎖骨美人」になるのは、案外簡単です

男性の視線が注がれている意外な部分ってご存知ですか？　「鎖骨」なんです。ほぼ水平で上に窪みがちゃんとある。そんな鎖骨美人に男性は魅力を感じるんだそうです。さて、あなたの美人度は？

「あれっ、窪みが埋もれちゃってる！」

もし、そうだとしても大丈夫。鎖骨の片側が上がっていたり、窪みがなくなっていたりするのは、三角筋と僧帽筋のしわざ。その修正は「ひじ回し」のもっとも得意とするところです。「ひじ回し」で三角筋が薄くなり下に下がると、上がっていた鎖骨も下がってきます。窪みがなくなっているのは僧帽筋が被ってしまっているからですが、「ひじ回し」はその僧帽筋を背中側に引っ張り下げるため、窪みが出てくるのです。鎖骨美人になるのは、案外簡単です。

首が太くて短い原因〝骨づまり〟を解消。首を細く長くします

細くて長い首は、時代を問わず、美人の条件といっていいでしょう。大正浪漫を代表する画家で、数多くの美人画を残した、竹久夢二の作品に描かれた美女たちは、首が細くて長いという点でみんな共通しています。

首にかかわっているのは、首を真っすぐに保つ筋肉（胸鎖乳突筋《きょうさにゅうとつきん》）や頭を持ち上げる筋肉（側頭筋《そくとうきん》）です。どちらも〝縦筋〟ですが、これらが衰えて十分にはたらけなくなると、首に余計な負担がかかるため、首まわりに要らない筋肉がついて、太くなってしまうのです。また、首の後ろにつながっている僧帽筋が盛り上がってくると、首は短く太くなります。

「ひじ回し」は首を真っすぐ持ち上げる縦筋に刺激を与え、本来のはたらきを甦《よみがえ》らせます。余計な負担から解放された首が、キュッと引き締まって細くな

っていくのは自然の流れですね。

「ひじ回し」が僧帽筋を背中側に引き下げることは、すでに何度もお話してきたとおり。だから僧帽筋に埋もれていた首が、細く長くなるのです。

縦筋によって首が真っすぐなることの効果は首の骨・背骨にもあらわれます。首は7つの骨（頸椎《けいつい》）で構成されていますが、縦筋がうまくはたらかず前傾になっていると、骨と骨のあいだがつまってきてしまうのです。真っすぐになれば、当然あいだが開いてきます。これも首が長くなる要因のひとつです。

なだらかな肩のラインから真っすぐに長く伸びた細い首。そんな首長美人になって男性を魅了する日も、そう遠いことではありませんよ。

“前肩”を直せば小顔になる。これは確実な変化です

女性のあこがれ「小顔」。どんな女性にも小顔願望があるようです。プロポ

ーションが美しく見える重要なポイントが小さな顔にあることはたしか。とはいえ、一方には「顔って小さくなるの？」という疑問の声も少なくありません。

顔が大きくなる原因は、まず体が前かがみになっていること、とくに肩の丸みが前方に落ちている「前肩」は問題です。前肩になると、背中にも首の後ろにも筋肉がつきますし、肩凝りで血流が悪くなるため、頭が重くなって下がってくるのです。

前かがみで頭が下がった状態が続けば、顔の皮膚はたるんできます。首も短くなり、顎まわりが太くなって、ほっぺたにも肉がついてきます。小顔とは正反対のエラが張った、いわゆる下ぶくれの顔になるわけです。

でも、原因がわかっているのですから解決策はあります。前かがみの姿勢、前肩を正し、背骨から首、頭までのラインのバランスを整えればいいのです。「ひじ回し」はそのための最適なエクササイズといえます。背骨、首、頭にかかわっている縦筋が正しくはたらくようにしてくれるからです。

なかでも耳の上にある縦筋（側頭頭頂筋《そくとうとうちょうきん》）は、小顔づくりの中心的な役割を担います。頭蓋骨を左右から引き締めて持ち上げ、顔を細く、小さくするのが、この縦筋なのです。

頭蓋骨は一枚の骨に見えますが、じつは23個の骨の組み合わせでできているため、縦筋が発達し、しっかりはたらくようになると、頭全体のかたちが変わってきます。左右の幅が狭まり、後頭部が後ろに出て、ポニーテールが似合う、かっこうのよいかたちになるのです。さらに、鼻骨が前に出て鼻が高くなってきますし、アイホール（目の窪み）が大きくなって目も大きく見えます。

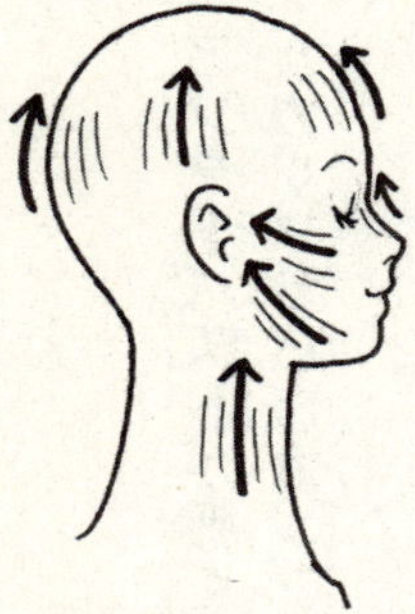
縦筋が正しくはたらくと…

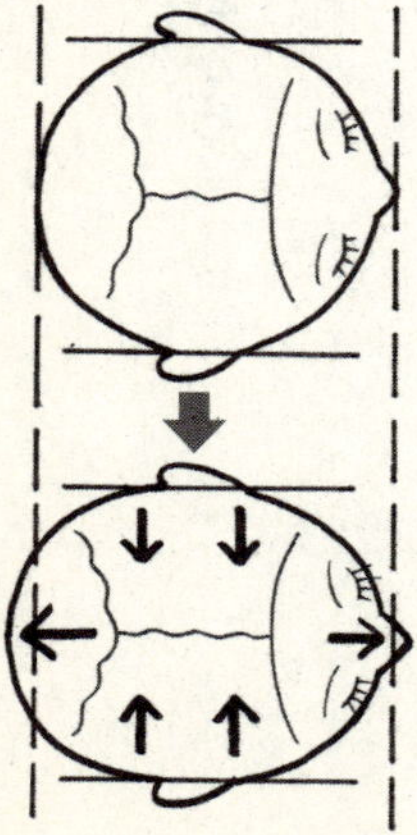
頭の形・顔の形が
変わる！

「ひじ回し」があこがれの小顔を実現するだけでなく、鼻にも目にも魅力的な変化をもたらすのです。

アンダーバストが細くなるから、Aカップからカップに！

「ひじ回し」でバストアップすることはすでにお話しました。ただし、バストラインの美しさはトップの位置だけで決まるのではありませんね。もうひとつ、大切な要素があります。アンダーバストです。

いくらトップの位置が高くなっても、アンダーバストにぽってり肉がついていたのでは、ラインの美しさは大幅に減点です。

「そうそう、アンダーのぜい肉がなかなか取れなくて……」

そんな声が聞こえてきそうですが、アンダーバストが太くなっているのは、ぜい肉のせいというよりはむしろ、肋骨に原因があるのです。ポイントはその位置と開き。肋骨が下がっていると、下側が横に開きます。その開きがアンダーバストを太くしてしまっているのです（31ページ参照）。

肋骨が下がるのは背骨から首のラインが真っすぐに伸びていないためです。「ひじ回し」はそのラインを整え、肋骨を引き上げます。さらに、おなかまわりの縦筋が正しくはたらくようにもします。

その相乗効果で下側が開いていた肋骨はギュッと引き締まり肺が広がり、アンダーバストはほっそりとしてくるのです。高いトップと細く締まったアンダーバスト。「ひじ回し」がつくるバストラインに〝減点〟はありません。

股関節への負担をなくしてお腹ポッコリもラクラク解消！

肋骨が下がることで内臓下垂が起こり、下腹がポッコリと出てしまうという話はしました。ここではもう少し詳しく下腹ポッコリについて見ていきましょう。下半身との関係です。

肋骨が下がる原因になっている、背骨から首にかけてのラインの歪みは、前かがみの姿勢になっていたり、前肩になっていたりすることで、頭も首も前傾し、背骨に余計な負担がかかることで起きています。

そのラインの歪みは下半身にも影響をおよぼします。背骨が骨盤《こつばん》を圧迫し、骨盤が横に緩んでしまうのです。骨盤の緩みは股関節《こかんせつ》の歪みにつながります。股関節は骨盤と両脚をつなぐ関節ですから、それが歪めば骨盤と両脚のバランスが悪くなります。

つまり、首の歪みは背骨を、背骨の歪みは骨盤を、骨盤の歪みは股関節を、股関節の歪みは両脚を……という具合に、歪みは上半身から下半身まで連動して起きているのです。

ですから、下腹ポッコリの原因を下半身から探ると、股関節や両脚の歪みのために、下半身が上半身をうまく支えることができなくなり、その影響が背骨、首に波及して、肋骨を下げ、内蔵を圧迫している、という図式になります。

骨盤図

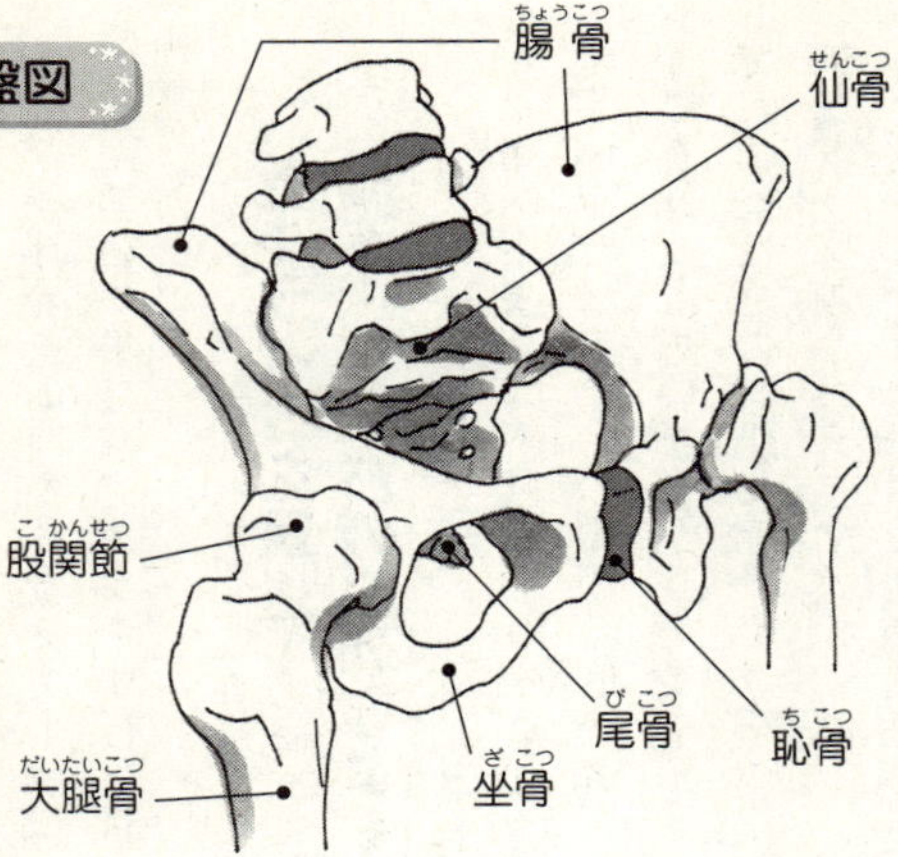

「ひじ回し」は上半身にはたらきかけることによって、その歪みを正すエクササイズですが、歪みは下半身まで連動していますから、下半身の歪みも解消することになります。ひとことでいえば〝歪みの連鎖〟を断ちきるエクササイズといえるのです。

歪みが正されたら、全身の縦筋も本来持っているはたらきを十分に発揮できるようになります。おなかまわりで内臓を支えている縦筋も、もちろん、元気を取り戻します。それが内臓下垂の改善に大きな役割をはたすことは、いうまでもありませんね。

「ひじ回し」でポッコリしたおなかが引っ込むのは、その効果が上半身だけではなく、下半身にまでしっかり伝わっていくからです。バランスが整った下半身が、上半身をムリなく支えていれば、もう、下腹ポッコリになることはありません。いつまでも、スッキリしたおなかをキープできるのです。

セルライトを撃退！血液・リンパの流れをよくします

ウエストまわりや腰まわりをつまんで、「あ〜ぁ、できちゃった！」とため息。美しいボディラインの頑固な厄介者・セルライトです。女性ならほとんどの方がご存知だと思いますが、セルライトとは、脂肪細胞が大きくなって塊になってしまったもの。肌にデコボコをつくりますから、見た目も悪く、美容上、深刻なトラブルといえます。

セルライトができる原因は、血液やリンパがスムーズに流れなくなっていることだとされています。血流やリンパの流れが滞《とどこお》ると、脂肪の代謝も悪くなり、しだいに脂肪細胞が肥大化して、セルライトになってしまうというわけです。じつはこのセルライトも体の歪みと関係しています。背骨や骨盤のバランスが崩れていると、ウエストまわりや腰まわりの筋肉の動きも妨げられ、余分な力が必要になるのです。

そのために増えてしまうのが硬く横に発達する〝横筋〟。しなやかに伸びる縦筋とは対照的なこの筋肉を私は横筋と呼んでいます。この横筋が血液やリンパの流れを滞らせるのです。つまり、セルライトができやすくなるわけですね。

さぁ、セルライト対策が見えてきました。できるだけ横筋を減らし、血液やリンパの流れを妨げないようにすることです。そのためにはウエストまわり、腰まわりの筋肉の動きをムリのないものにする必要があります。

何をすべきかはいうまでもありません。「ひじ回し」で背骨や骨盤のバランスを整えるのです。いったんできてしまったセルライトは、放っておいたのでは絶対にとれません。でも、「ひじ回し」を続けていれば、だんだんなくなっていき、しかも、セルライトができにくい体に変わっていくのです。もう、頑固な厄介者も恐れずに足らずです！

「ひじ回し」で〝自然のボディスーツ〟をつくりましょう！

「やっぱり気になる腰まわり。いやだぁ〜、このすごい〝貫録〟！」

腰のまわりにビッシリと貼りついたぜい肉（横に発達しつまめるお肉）。まるで腰に立派なベルトでも巻いているみたいな、ありがたくない貫録は、なんとしても解消したいポイントのひとつでしょう。

腰ベルトができるのは、上半身の重みで背骨が圧迫されて、腰椎《ようつい》の部分の骨と骨の間隔が縮まっているためです。間隔がつまっていることで、余計な圧迫感が生まれ、それを防ぐために筋肉（横筋）が発達して、ベルトのようになってしまうのです。

これは「ひじ回し」ですぐにも解消できます。「ひじ回し」をおこなうと、背骨の圧迫がなくなり、同時に背中の縦筋がスッと伸びて引き上げられます。

これが腰椎の椎間を正しい状態に戻すのです。

間隔が広がった腰椎は余計な筋肉を必要としませんから、ベルトのように貼りついていた余分なコルセット状のセルライトもなくなっていきます。

「ひじ回し」を続けると、縦に伸びる筋肉（しなやか筋）が発達します。伸縮のよい背中起立筋《せきちゅうきりつきん》ができあがり、腰椎を正しい状態に保ち続けます。肋骨も上がり、それに連動して前面の縦筋も発達してまるで自然のボディスーツを着用しているかのような体になれるのです！

驚きの事実！ 背骨の歪みが脚を太くさせている

前項では腰ベルトについてお話ししましたが、その原因になっている背骨（腰椎）の歪みは、さらに下にまで影響を与えます。背骨は骨盤とつながっていますから、骨盤にも〝異変〟が起きてくるのです。48ページでもお話しした歪みの連動です。

そして、骨盤の歪みは股関節の歪みやズレを引き起こします。正常な状態にある股関節はスムーズかつ自在に動き、脚に不必要な負担をかけることはありませんが、歪んだりズレたりすると、動きが悪くなり、やがて股関節まわりに厚い筋肉やセルライトが発達するようになります。筋肉で関節まわりを固めることで、それ以上歪みがひどくならないようにしようとするからです。

この状態が脚への負担を大きくします。そして、ひざの関節や足首の関節まで歪んできてしまうのです。脚が太い、曲がっている、といった悩みを持っている人は、まず、例外なく、脚の関節に問題があるといっていいでしょう。O脚、X脚、XO脚なども、決して骨が曲がっているわけではなく、関節の歪みが原因です。

関節が歪んだまま硬くなってしまうと、バランスよく上半身を支えることが

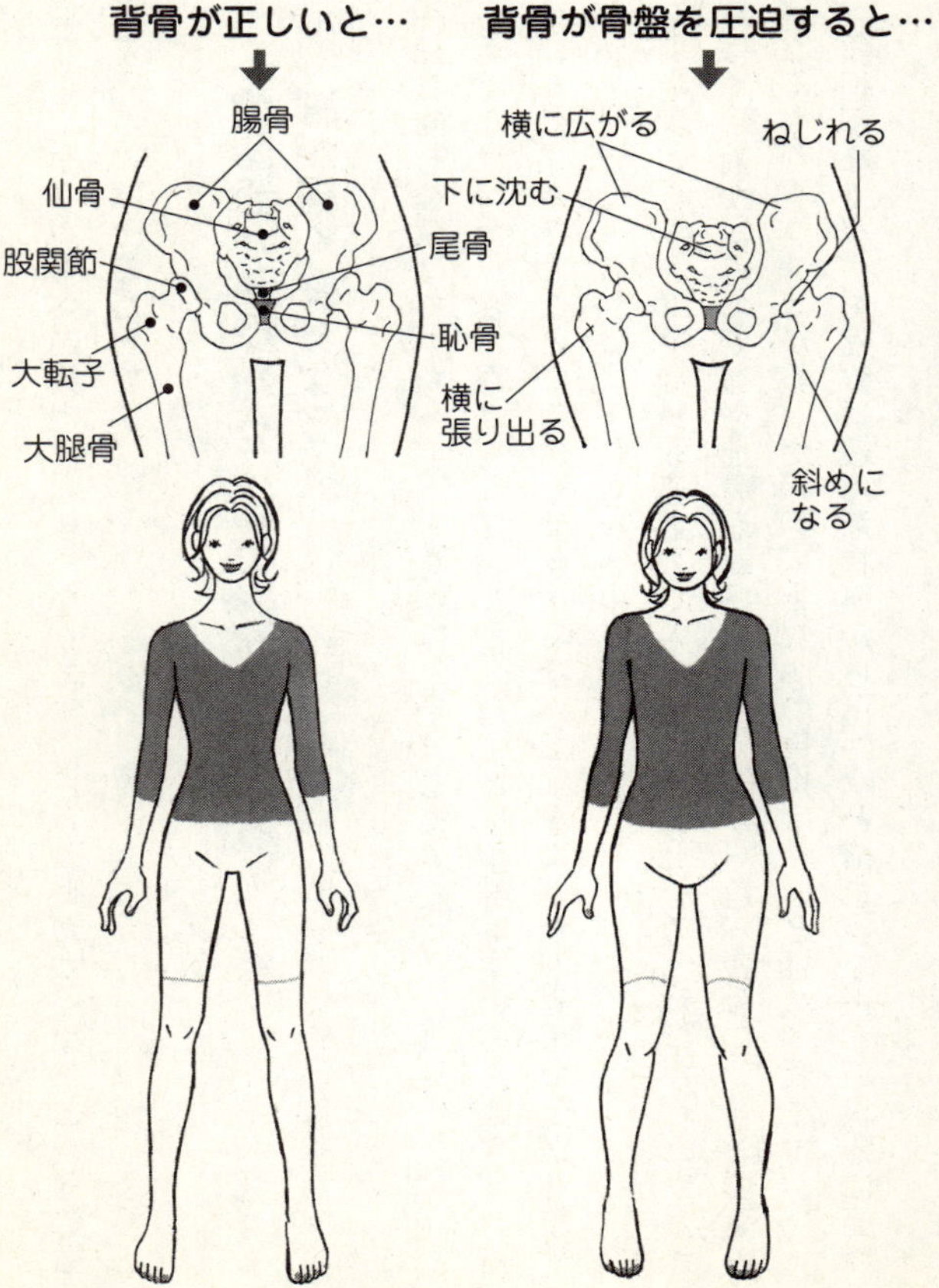
背骨が正しいと…
腸骨
仙骨
股関節
尾骨
恥骨
大転子
大腿骨
背骨が骨盤を圧迫すると…
横に広がる
ねじれる
下に沈む
横に
張り出る
斜めに
なる

できなくなり、脚への負担が大きくなります。さらに脚が太くなるという悪循環に陥るのはそのためです。

股関節が整うから、脚の形がよくなる！脚が細く長くなる！

「ひじ回しを続けていたら、下半身がほっそりしてきた」

そんな声がたくさん寄せられています。ひじと下半身はずいぶん離れているのに、効果がそんなところにも波及するなんて、なんだか不思議な気がしませんか？　でも、これはまぎれもない事実です。

上半身の歪みが下半身にも連動していくということを考えればなぜだかわかるはず。前かがみの姿勢や前肩が改善されて、頭から首、背骨のラインの歪みがなくなりバランスが整ったら、下半身への負担はグンと軽減されます。

負担がなくなった骨盤は緩んだ状態からキュッと締まった正しい状態に戻っ

ていくのです。股関節にも同じ変化が起こります。股関節が整えばそこにつながっている大腿骨《だいたいこつ》、ひざ関節、脛骨《けいこつ》、腓骨《ひこつ》のバランスも整っていきます。

O脚、X脚、XO脚という脚の曲がりは、脛骨と腓骨のバランスの崩れが原因ですから、バランスが改善され、正しい位置に戻れば、真っすぐな理想的な脚になります。

さらに、歪みをとることで、伸びる筋肉（縦筋）も正しくはたらくようになります。縦筋がうまくはたらいていないときは、関節部分に大きな負担がかか

脚の関節と骨

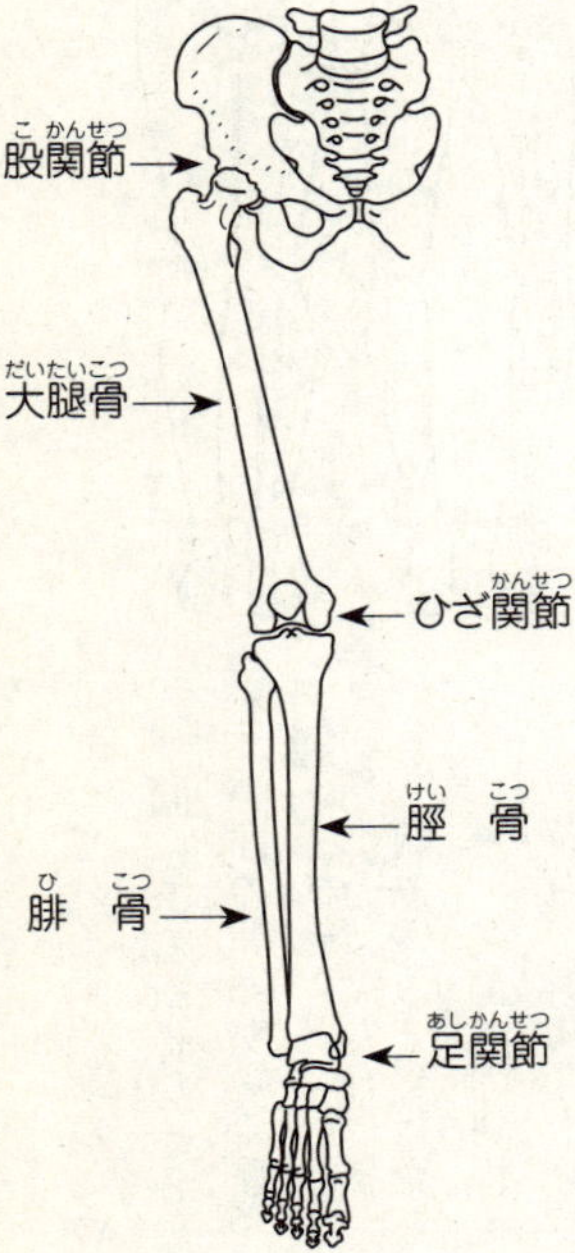

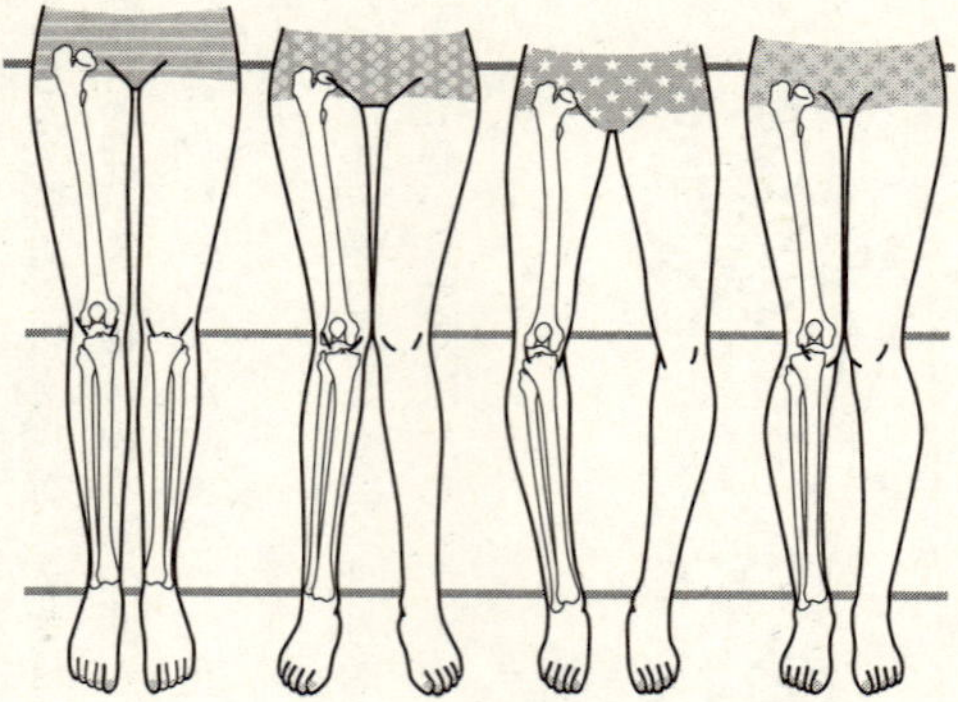

っています。そのため、関節の隙間にある軟骨もすり減ってきて、隙間の間隔が短くなってしまっているのです。

縦筋がうまくはたらくようになると、関節への負担もなくなりますから、隙間も十分でき、自然に脚が長くなるというわけです。

それだけではありません。前項でお話した脚が太くなる原因も取り除かれるわけですから、余計な筋肉（横筋）はどんどん少なくなって、しなやかに伸びる縦筋が主体の細い脚に変わっていくのです。

これが不思議のメカニズム。そう、「ひじ回し」で整えた上半身の〝いいバランス〟が下半身にも連動するわけですね。その結果、ほっそりと長く伸びた真っすぐな脚が実現するのです。

〝前肩〟が直ると、お尻が形よく高くなるメカニズム

キュッと引き締まり、上がったヒップは、女性の魅力を確実にグレードアップさせます。ヒップアップのためのエクササイズに、熱心に取り組んでいる人も少なくないのではないですか？

でも、お尻の筋肉を鍛えるだけでは、望みのヒップラインはゲットできません。お尻の位置は肩の位置と深くかかわっているからです。

肩が上がっている人は、肩甲骨の位置が高くなっています。首も前傾しがちで姿勢が悪く、そのために背骨にどんと重みがかかった状態になっています。

背骨を伝わってその重みは骨盤にダイレクトに届きます。

49ページのように骨盤はいくつかの骨が組み合わさっていますが、重みがかかると背骨の下にある仙骨《せんこつ》が沈み込み、関節で仙骨とつながっている腸骨《ちょうこつ》が広がってしまうのです。これが腰の幅が広くなってしまう原因です（55ページ参照）。

お尻の形とかかわっているのは骨盤の腸骨《ちょうこつ》と坐骨《ざこつ》と尾骨《びこつ》です。仙骨が下に沈むと、恥骨《ちこつ》が本来あるべき位置より奥に引っ込んでしまいます。そして、坐骨と尾骨は後ろに突き出るようになるのです（31ページ参照）。

締まりがなく下がった幅広の出っ尻になるのが、骨盤がこんな状態にあるときです。肩が上がり、肩甲骨が上にあることで、骨盤にもその変化が起きているのです。

ヒップラインをキュッと引き締め、アップさせるには、まず、肩、肩甲骨を下げることです。肩甲骨が正しい位置に戻れば、首がまっすぐ伸び、背骨にかかる重みも軽くなり、骨盤に大きな負担をかけることはなくなります。仙骨の沈みもなくなり、恥骨は前に出て、坐骨と尾骨も内側に入ってきます。「骨盤が立つ」ようになるのです。これが小さく引き締まって、プリッと上がったヒップラインをつくる骨盤の骨の位置関係です。どうそれをつくるかは、説明するまでもありませんね。さぁ、「ひじ回し」に取り組みましょう。

だから「ひじ回し」で下半身までみるみるヤセる！

ここまで、「ひじ回し」が体のどの部分に、どのような効果をもたらすのか、こまかく説明をしてきました。おそらく、当初は「ひじ回し」について、こんなイメージを持たれていたのではないでしょうか。

「ひじ回しっていうんだから、せいぜい腕と肩、背中に何かしら効果のあるエクササイズなんじゃないの？」

さて、イメージは変わりましたか？　もう、

「ひじ回しで脚が細くなるなんて、ありえな〜い！」

なんていう人はいらっしゃらないと思います。首や肩のライン、ウエストのくびれやバストライン、おなかまわり、腰まわり、ヒップライン、脚……など、女性の美しさにとって重要なポイントは、それぞれ深くかかわり合っています。どこかに問題があるとしたら、それはその部分だけではなく、すべてのポイントにかかわってくる問題なのです。

逆にいえば、ひとつの問題点をきちんと解決したら、その効果はすべてのポイントにあらわれるということでもあるのです。

「ひじ回し」は上半身にはたらきかけるエクササイズですが、みなさんは、すでに、上半身のバランスの崩れとそれによる上半身の重みが、下半身のバランスを崩し、問題を引き起こしているという、体のメカニズムを理解しています。ですから、「ひじ回し」の効果は下半身にもしっかり伝わっていくのです。

美しさを手に入れるのに遠慮は要りません。少しでも早く、その効果を全身で実感してください。

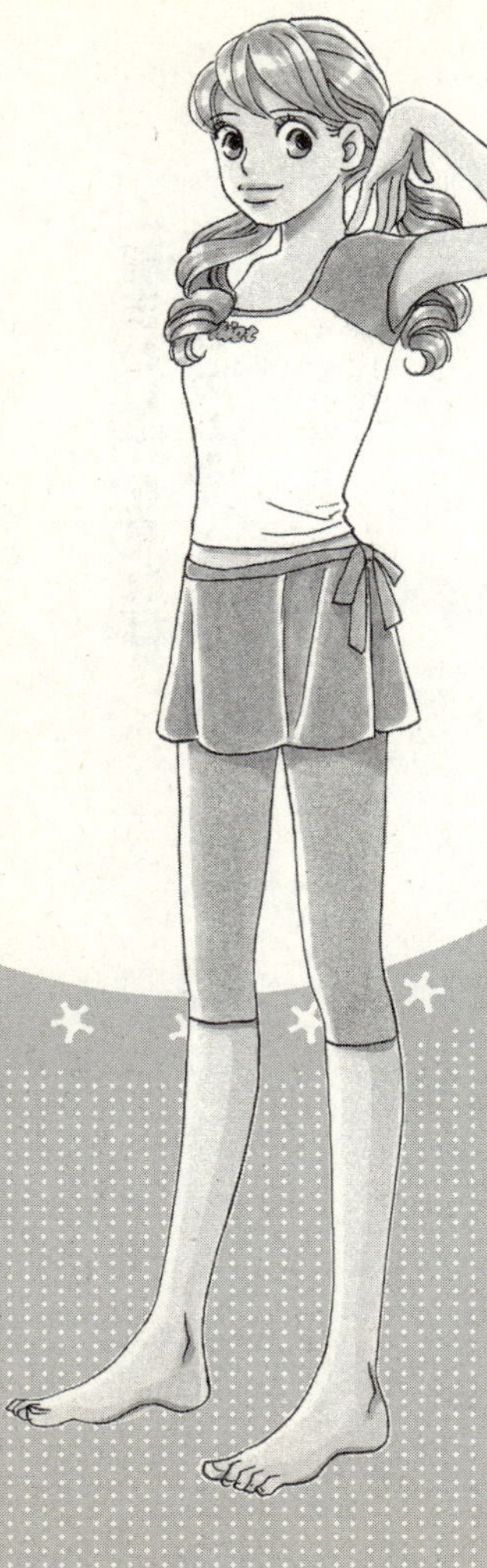

Part 3

ヤセない原因はココにある！
あなたの「肩まわり」をいますぐ診断します

「肩まわり」を見れば身体が分かる

どんなエクササイズでもそうですが、いきなり始めていいことなんてありません。もし、ひざに違和感を抱えているのに、「ヤセるためだもん！」といって何の準備もなくジョギングを始めたとしたら、どうでしょう。

「ひざの痛みがひどくなって、走れなくなっちゃった……」

こんなこと、ありそうですよね。何事にも準備は肝心。それがエクササイズをしてヤセるためのもっとも最短の方法なのです。

「ひじ回し」では、次の6項目のチェックを、その準備と考えてください。とはいっても、これは準備のためにおこなうエクササイズではありません。あくまで〝確認〟。「肩まわり」の柔軟性と状態をチェックして、自分の体がどんな状態にあるかを確認していただくための項目です。

「このエクササイズはわたしには無理。だってきっついもん……」

そういって、志半ばで断念してしまうことってありますよね。続けていれば絶対効果が出てくるのに、途中でやめてしまって効果を確認できずに終わってしまうというケースです。あ～あ、もったいない！

「ひじ回し」はとても簡単なエクササイズですが、ポイントをしっかりとクリアすることがとっても大切。実際にやっていただくとわかると思いますが、

「えっ、こんなに動かしていない筋肉って、あったんだ……」

ふだんは動かしていない筋肉を動かそうとするわけですから、最初は少しの違和感はあって当然です。

でも、それにひるまないでほしいのです。6つのチェック項目にすべて引っかかってしまったとしても、「ひじ回し」を続けていれば、縮こまっていた筋肉が少しずつ伸びてきて、理想的なやわらかさを手に入れることができます。

さあ、肩まわりのチェック、始めましょう。

チェック1

「肩甲骨」が触れますか？

鏡の前で、脚を肩幅くらいに開き、両手はだらり。この姿勢から、片方の手を下からうしろに回して、手のひらを背中面に向けるようにして肩甲骨《けんこうこつ》を触ってみてください。右手で左の肩甲骨を、左手なら右の肩甲骨を、です。

このチェックは、座った姿勢でもできます。できるだけ浅く腰かけ、背骨を伸ばして立たせる意識でおこなってみてください。

いかがですか？　肩甲骨の下側（底辺）を触る程度なら、おそらくそれほどきつくはないかもしれませんね。日常的な動作でいえば、ブラのフックをポチンとするときがそれ。毎日おこなっていることですから、ここまではラクに触ることができるのではないでしょうか。

では、肩甲骨の下側から少しずつ、内側のラインに沿って手指を上にずらし

Check1 肩甲骨を触る

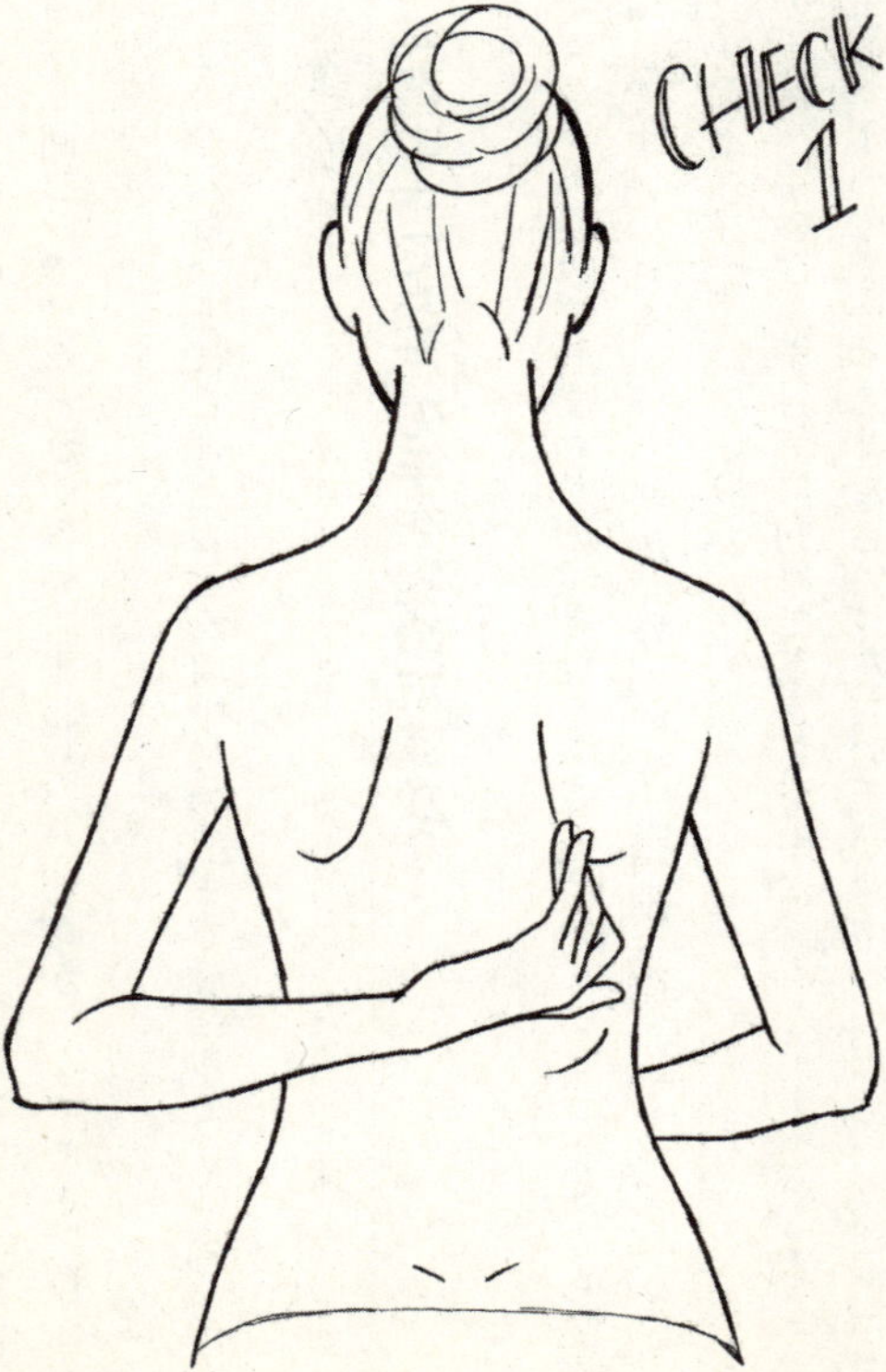

ていってみてください。「きついな〜」と感じましたか？　この感じ、覚えておくと「ひじ回し」で日々どれくらい肩まわりがやわらかくなったか確認するのに役にたちます。

やわらかくなればなるほど、どんどん肩甲骨の上まで触れるようになります。

チェック2
「背中」で左右の手を組めますか？

このチェック項目は、肩まわりの柔軟性をみるために、チェック1から発展させた項目です。これも、立っておこなっても、椅子に座っておこなっても、どちらでもOKです。

片方の手は、手のひらを外側に向けて下から背中に、もう一方の手は〝肩ごし〟に背面へ下ろしていってください。左右の手が背中で〝出会う〟ことができれば柔軟性はほぼクリア。指が触る程度ならまあまあやわらかい、指が組め

Check2　うしろで手を組む

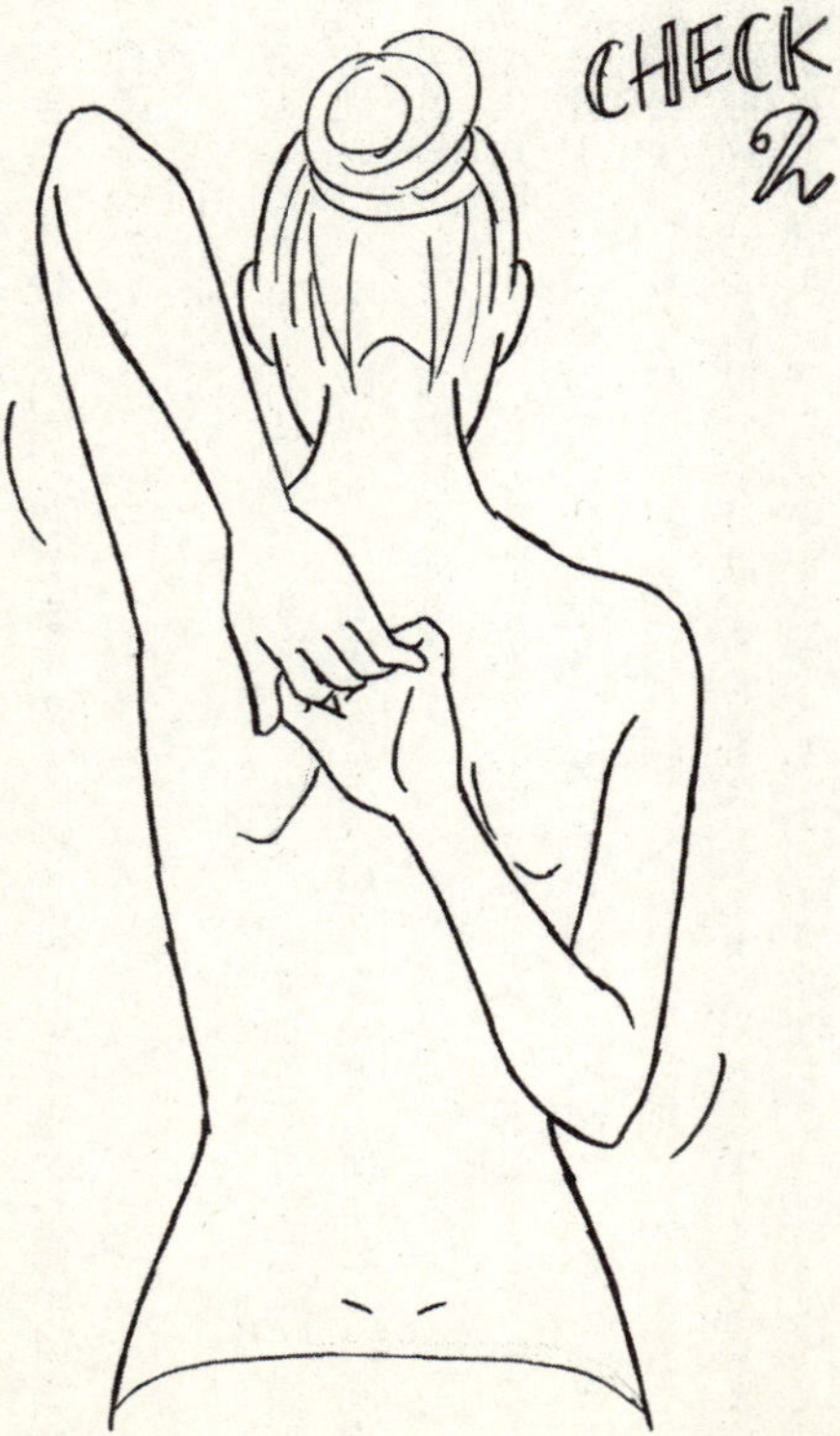

るなら、肩まわりの柔軟性はかなり高いといえます。

左右手を変えておこなってみてください。さあ、肩ごしに下ろした手が左右どちらのとき「やりにくい」と感じますか？　やりにくいと感じた側の肩まわりがより硬くなっています。

「どちらも、両手が届かない……」

そんな方もいるかもしれません。男っぽい体は〝背中面が長く、広く、首回りの筋肉が硬い〟のが特徴でした。両手を背中で組めないと、肩まわりの筋肉が硬く、男性体型に近い可能性があります。

僧帽筋《そうぼうきん》や三角筋《さんかくきん》などの、体の表面にある筋肉が硬くなって邪魔をしているから、下から背中面に手を回すことはできても、手を肩ごしに回すことがうまくできないのです。

でも「ひじ回し」を続けていけば、これもスムーズにできるようになりますから、安心してください。この段階では、どこにハリがあって、どこのお肉がじゃましているかを感じるだけにとどめ、その感覚を覚えておいてください。

チェック3

「首」を回してうしろが見えますか？

次は「首まわり」をチェックしましょう。

姿勢のポイントは〝肩〟と〝腰〟。体を正面に向けて、肩と腰は、可能なかぎり正面に向けたまま動かさないようにして、首だけを水平に回し、うしろを見るようにしてください。

どのくらい回りましたか？

「真うしろを見るなんて、とっても無理……」

首がよく回らないのは、肩まわり、とくに首のうしろにある筋肉が硬いことが考えられます。左右差がある場合は、よく回らないほうの肩まわりの筋肉が、より硬くなっています。

首がよく回らなかった人は、首から肩にかけてのラインの上に手をおいて、肩のうしろをつまんでみてください。ここがつまめるということは僧帽筋が盛り上がっているということです。

「わっ、わたし、たっぷりつまめる!」

じつは、この筋肉がつまめてしまう人は珍しくありません。猫背だったり、1日中パソコンを前にデスクワークをしているといったケースでは、どうしても前屈みの姿勢になります。そうすると首も前傾し、それを支えるために肩の筋肉、つまり僧帽筋が多く使われることになってしまいます。とくに、肩こりのある人はここをつまむと痛いですよね。

さて、鏡の前に立ってください。正面から見て、肩に盛り上がりが見えてしまっていませんか?

この筋肉が硬くなっていると、首が正しい位置に乗らなくなってしまいますから、首も短く見えるはずです。どうでしょう?

Check3　首を回してうしろを見る

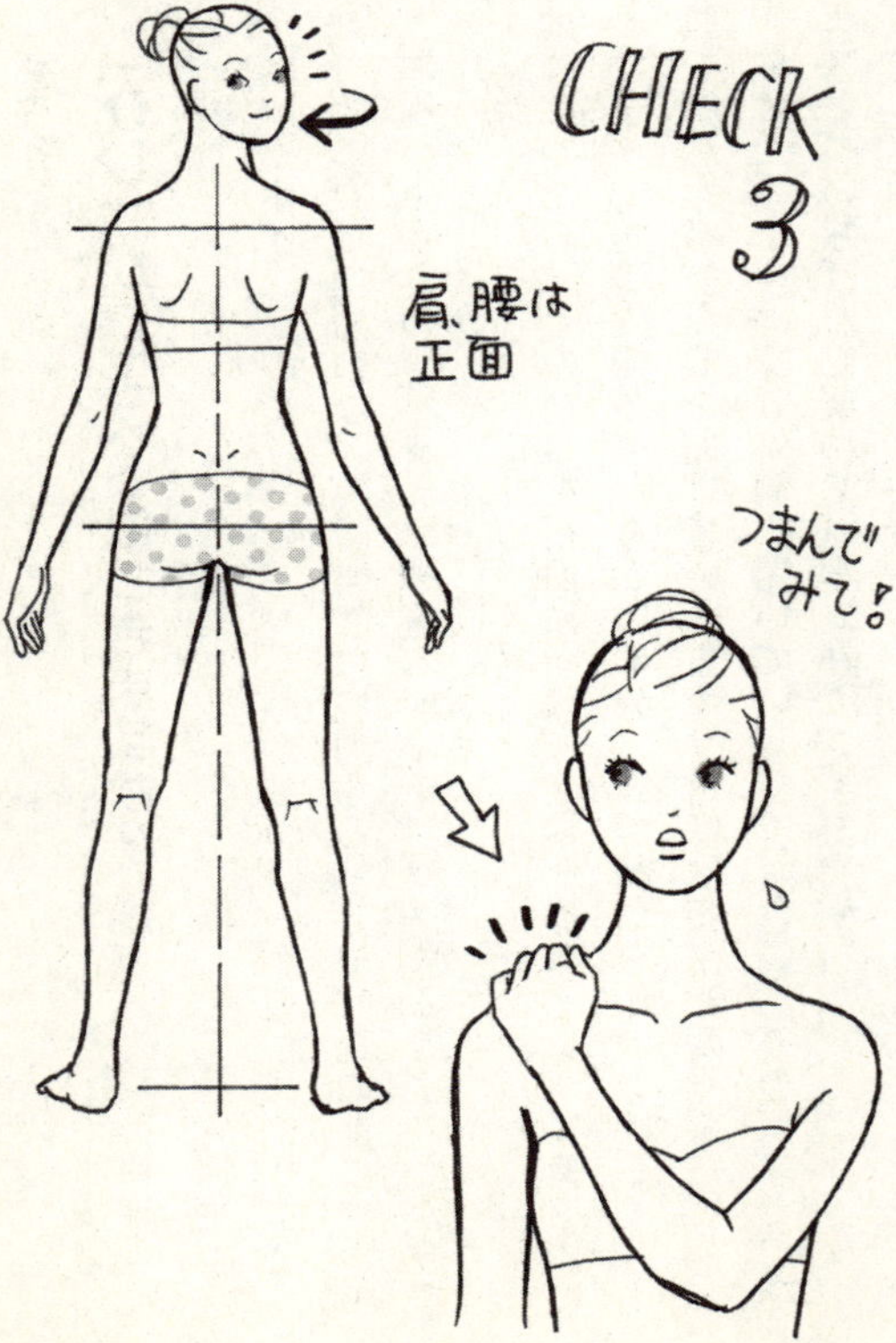

チェック4

「ひじ」がウエストにつきますか?

このチェックポイントのやり方は、少しわかりづらいかもしれません。

まず、できるだけ薄着になって、自然に脱力する感じで、鏡の前に立ってください。お風呂上がりの、パジャマを着る前にチェックするとよりわかりやすいでしょうか。

鏡の前に立ったら、手のひらを正面に向けて、脇を締めるように腕を体にピタリとつけます。腕の内側のやわらかい部分(二の腕)を体につけるイメージです。脇を締めたら、ひじを曲げていきます。角度は45~90度くらい。

次に、曲げた手をゆっくり外側に開いていってください。この状態で、ひじ頭がウエストのいちばんくびれている位置につきますか?

「う~ん、ウエストにお肉がたっぷりついているので、くびれている位置がよくわからない……」

「ウエストの位置より、ひじ頭が上がっているかもしれない……」

「二の腕のお肉がじゃまをして、脇がしっかりしめられないんだけれど……」

「背中の筋肉にハリを感じるんですけど……」

じつは、この〝ひじがウエストにつくか〟というチェック項目は、「ひじ回し」で改善されていく要素がいくつも入っているのです。

ウエストの位置が特定できなかったり、ひじ頭がウエストに届かなかったりするのは、肋骨《ろっこつ》が下がっているということを証明しています。

胸面が内側に縮こまると、肋骨が下がって骨盤《こつばん》と肋骨の間隔がかなり狭まってしまいますから、ウエストがくびれず、ウエストの位置が見つけにくくなります。

また肋骨が下がっていると、ウエストも下に下がるため、ひじ頭が届かないと感じます。もちろん肩が上がっていて硬い人もなかなかウエストにひじ頭が届きません。

ひじ頭を体につけて外側に開くと、体の動きは必然的に、胸面が開き、背中面が狭まり、背筋が伸びるように連動していきます。

ひじ頭がウエストにつかない——。この硬さを解消するのが「ひじ回し」の重要なポイントとなります。

この段階で硬さをかなり感じる人は、110ページからの肩まわりが硬い人のための補足エクササイズで、上半身を十分にほぐしてから「ひじ回し」を行うのがいいかもしれません。

二の腕が脇にしっかりつかないと感じる場合は、この段階では気にしなくてかまいません。「ひじ回し」をやっていけば、二の腕のダブつきは自然に解消されていきますから。

ひじ頭がウエストにつく人は、さらにひじ頭が腰骨まで届くかどうか試してみてください。このとき体が傾かないように注意。どこまでひじ頭がつくかを、この段階でキッチリ、確認しておいてくださいね。

Check4　ひじをウエストにつける

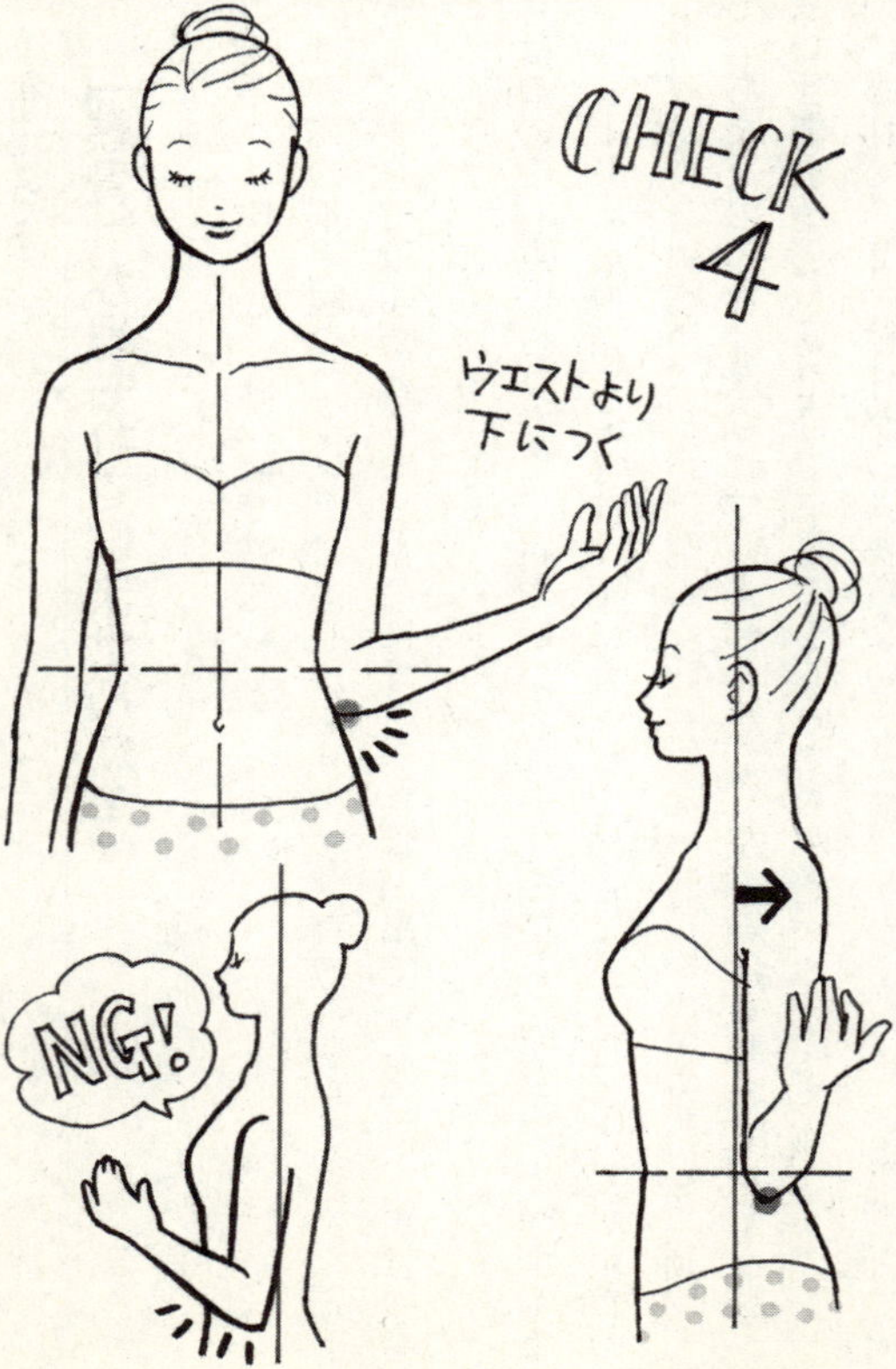

チェック5

「鎖骨」が埋もれていませんか?

このチェック項目も、鏡の前で確認してください。

鎖骨《さこつ》は、体の正中線のライン上に中心があります。首の下からまっすぐに下りてきて、少しくぼんだところ、左右にぽこっと骨が出ているので、鎖骨の中心はわかりやすいでしょう。

鎖骨はこの中心点から左右に、緩やかな上カーブを描きながら、まっすぐなラインをたどり、肩が落ちる寸前で下にカーブを描きます。ここまでが鎖骨のラインです。

さて、あなたの鎖骨は埋もれていませんか? 左右差はありますか? 触って確認できますか? 見た目で確認できていますか?

「お肉に隠れていて、鎖骨が鏡に映らない……」

Check5　鎖骨を鏡に映す

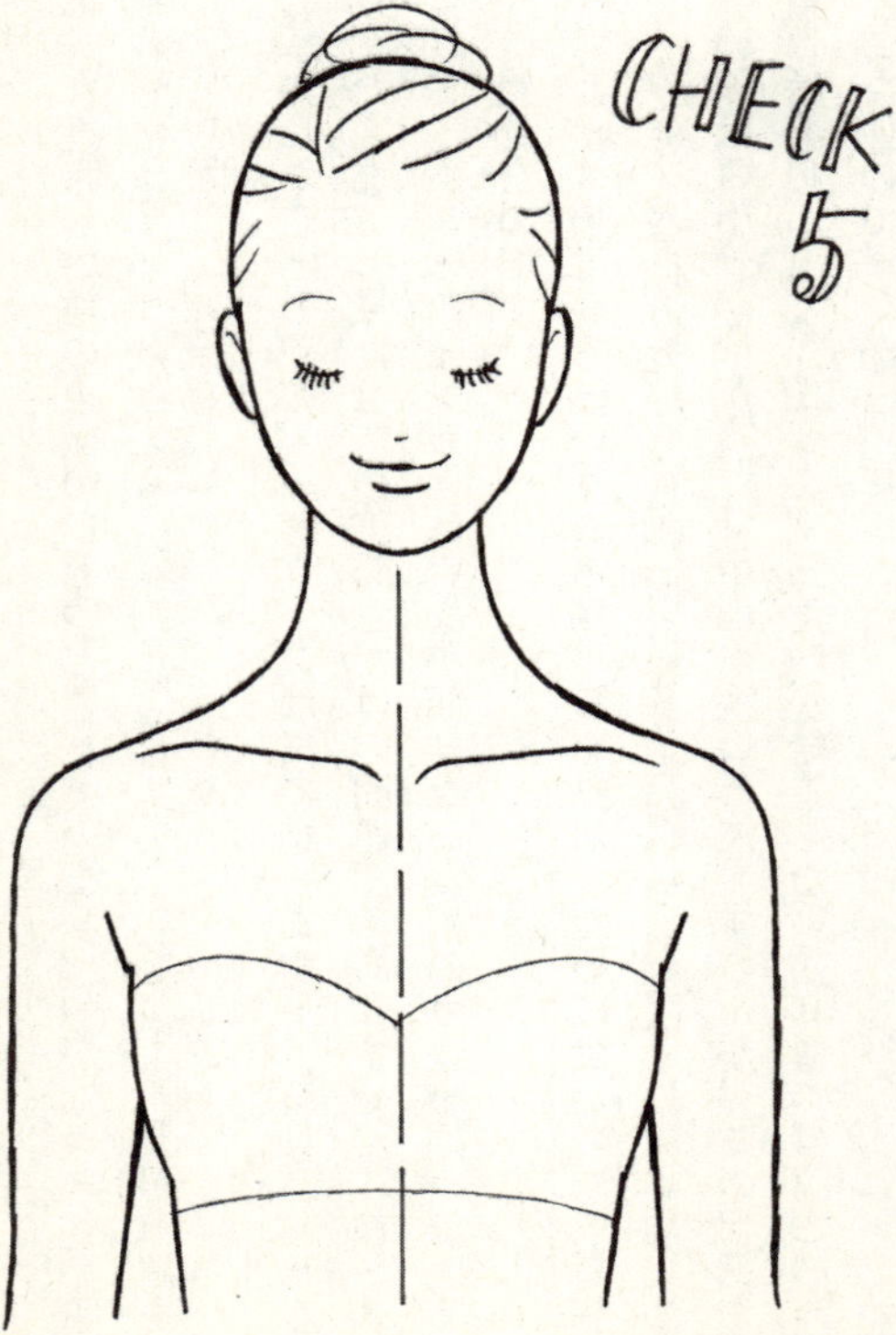

「かろうじて中心点付近に鎖骨のラインは見えるけれど、肩先のラインは見えません……」

鎖骨は、女性らしい体の象徴のひとつとされています。胸がくっきりと開くドレスを着て鎖骨ラインが見えないと、イマイチ、ドレス姿も画竜点睛《がりょうてんせい》を欠くというものです。

薄着の季節になるととくに、鎖骨ラインは気になりますが、鎖骨が触れるかどうかは、たんなる〝見た目〟の美しさだけの問題ではありません。首がスッと上に伸びて、あごのラインがきれいな小顔になるためのカギを握っているのが、じつは鎖骨なのです。

鎖骨がしっかり出ているということは、腕を動かすためにはたらく三角筋がきれいに下がり、首回りにつく僧帽筋も盛り上がっていないということです。女性らしい体は肩甲骨が下がって背中面が狭いと述べましたが、この状態でないと、鎖骨は美しく出てきません。三角筋が発達したいかり肩では、このラインは出てこないのです。

ただし、この段階ではあくまで「診断」ですから、「鎖骨が出なくてガッカリ」でも、もちろん、大丈夫。ひじ回しダイエットで、しっかりと鎖骨ラインを取り戻しましょう。

チェック6 「前肩」になっていませんか？

ウエストのくびれがないこともさることながら、女性らしい体からもっとも遠ざかった体型に見えてしまっているのは、もしかしたら、「前肩」であることかもしれません。

このチェック項目も薄着になって、鏡の前でチェックするとわかりやすいでしょう。自分の体を真横から見て、胸のふくらみから鎖骨にかけての斜めのライン、見えていますか？　胸すら見えないというのであれば、これはかなり問題ですが、そこまで極端な人はほとんどいないとは思います。

「前肩」かどうかの見方は、肩関節の〝丸み〟の位置で確認してください。前肩でない人は、この丸みが腕の〝上〟にあります。腕をたらした肩からのラインがまっすぐです。肩関節の丸みと、首、頭のラインが一直線上にある、これが正しいラインです。

「前肩」になっている場合は、このラインがくずれます。丸みの部分が前方に落ちている。これが「前肩」の姿勢です。前肩になっていると、肩が前にズレるだけではありません。背中は丸くなっていませんか？　猫背の人は、たいてい前肩であることが多いものです。

「前肩」であることによって見える印象は、

「あの人、きれいなのに、なんだかイメージが暗い……」

「前肩」には見た目に「姿勢が悪い」と感じるだけでなく、暗い、陰気、自信がない……といったイメージを人に与えてしまいがちです。これは〝きれい〟から遠のく、いちばんのポイントになるかもしれませんね。

ここでちょっとだけ意識して、肩を前からうしろ側に回してみてください。

Check6　肩を横から見る

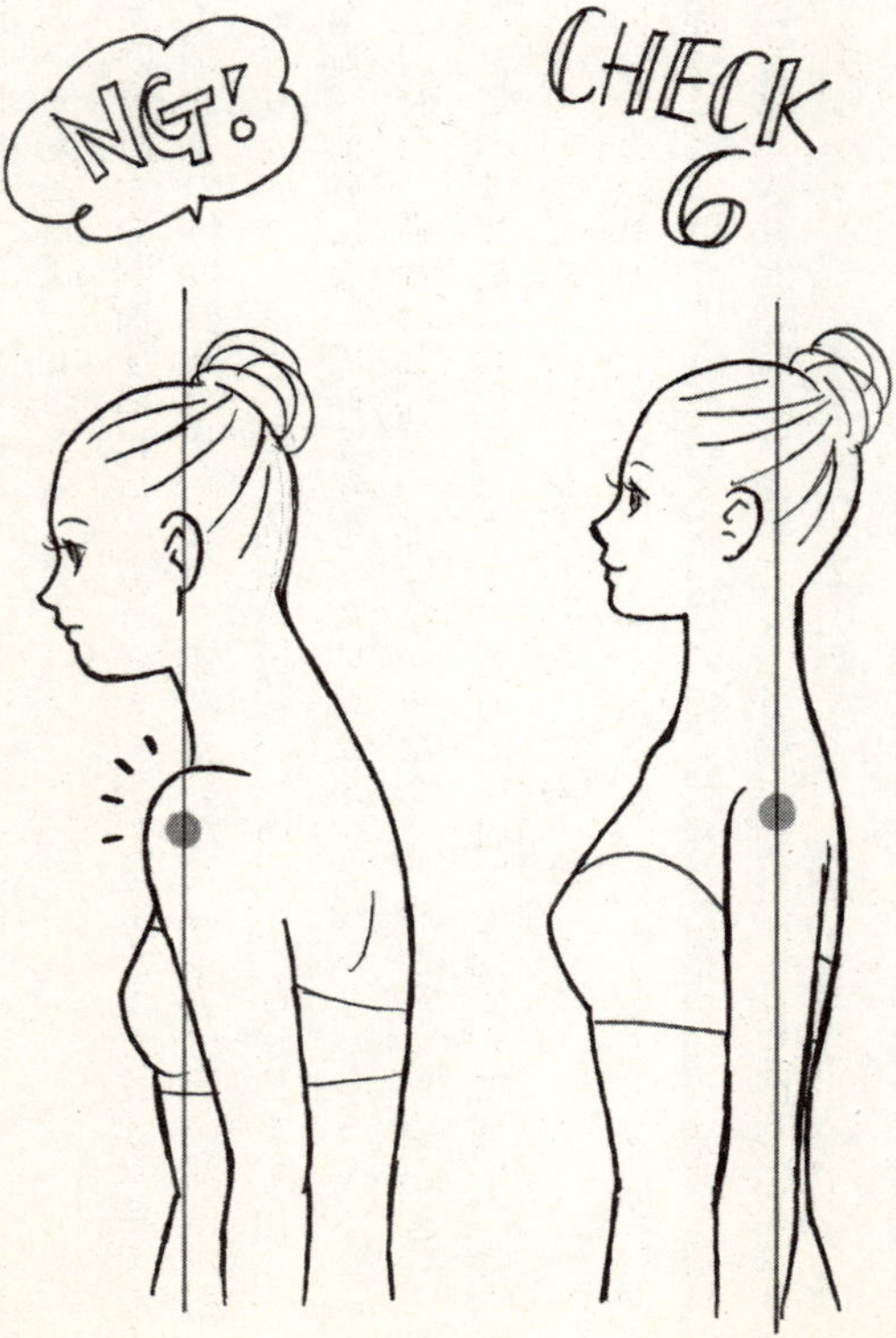

肩関節の位置が少しうしろになりましたよね。その位置が「前肩」ではない、ほぼ正しい位置と確認しておきましょう。

「前肩」かどうかを判断するには、もうひとつ別の見方があります。手でラグランライン（肩の付け根あたり）なぞってみてください。脇に近い部分が引っ込んでいませんか？　そこを強く押してみて、「痛い！」と感じますか？　感じたのなら、前肩になっていると考えていいと思います。

「え～っ、わたし猫背だとは思っていなかったから、肩が前に傾斜していることなんて、これまで感じたことはなかったけど、押すとたしかに痛い。見た目でそうじゃないって思うのは、早とちりだったの？」

「ひじ回し」エクササイズを実際にやってみると、いろんなところが、〝見た目〟と違うことに気づくと思います。ここでご紹介した6つのチェック項目で、その違いをはっきりと認識しておいてください。それが「ひじ回し」エクササイズにすすむウォーミングアップになります。

Part 4

簡単！ヤセる！「ひじ回し」のやり方を大公開！

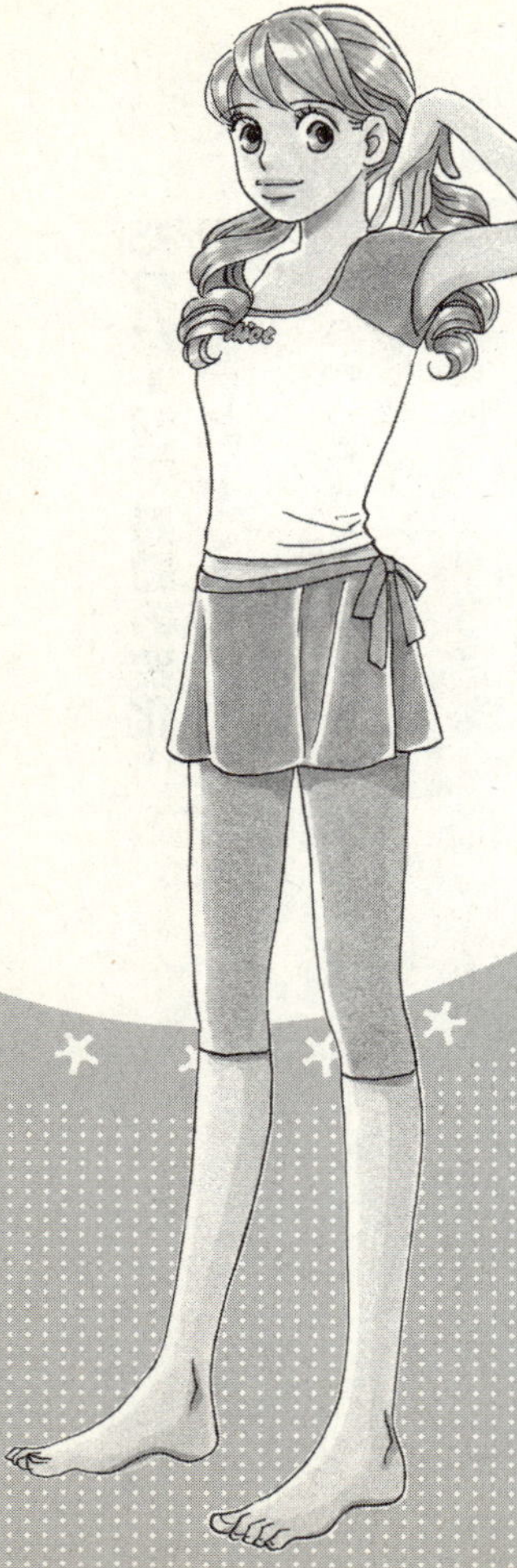

たった1回で感動の変化！「ひじ回し」ダイエット

さて、ここからは「ひじ回し」の実践編です。

やり方はいたってシンプル。とはいえ、単純にひじを回すというものではありません。一般的にイメージされるひじ回しや肩回しとはまったく違いますから、スパッとそのイメージは捨ててください。

体が上に伸びる感覚をしっかりチェックしながらおこなうのが、「ひじ回し」エクササイズのポイントです。

朝起きたときや、仕事で疲れたな～と思うとき、わたしたちは無意識に背伸びをしたりしますね。簡単にいえば、この〝上に伸びる〟気持ちよさを感じながら、ひじを回す動作の過程に「ウエストがくびれそう！」「バストがアップするんだぞ～」「ここに意識を集中すれば、背中の丸みがとれるんだよねっ」といった意識を盛り込んでいく。それが「ひじ回し」の効果を最大限に高めます。
「ひじ回し」は、体の外側ではなく、内側にある縦筋（伸びる筋肉）を伸ばすエクササイズです。体の外側にある筋肉は、鍛えれば鍛えるほど〝マッチョ〟になっていく筋肉ですが、ひじ回しでは、しなやかな体をつくる内側の縦筋を伸ばします。

じつはこの内側にある筋肉は、意識しないとなかなか動いてくれません。日常的な動作のなかには、内側の筋肉を動かす動きはそれほど多くはありません。でも、この内側の筋肉こそ、女性らしい体をつくる筋肉なのです。

ふだん使わない筋肉は硬くなっています。「ひじ回し」はその筋肉を伸ばしていくエクササイズですから、最初は「え～っ、きっつ！」といった印象を持つ人もいるかもしれません。でも、伸ばして、伸びてくると、ホント、気持ちいいいんです。理屈はいりません。とにかく「ひじ回し」をやってみてください。「気持ちいいなぁ～」と感じて続けていくうちに、不思議なほどに、体はどんどん変わっていきますよ。

「ひじ回しエクササイズ」

①鏡の前に立ちます。できれば全身鏡がベストです。脚は肩幅より少し広く開き、目線は鏡に映る顔正面におきましょう。

立ち方のポイントは2つあります。ひとつは、両足の指を5本すべて上げること。指のつけ根の下にある骨がペタリとつき、前から見ると、横一線に足裏が床に着くようにします。これはかかと重心にすることが目的。首と背筋が伸びて、丸まっている背中がスッと立つはずです。

ポイントの2つ目は、恥骨を前に出しておなか（おへそ）を引っ込めることです。「恥骨を出す」感覚がつかみにくいかもしれませんね。49ページに骨盤のイラストが載っていますから、まずそこにページを戻してください。

恥骨は骨盤前面の中央にあります。ここを前に出す場合は、股関節のそばの脚のつけ根の中央を意識してみてください。このとき腰を動かしてしまうとおなかが出てしまいますから、おなかはあくまで引っ込めて、お尻をキュッ。

この体勢が整ったら、片方の手を引っ込めたおなかの上に添えます。

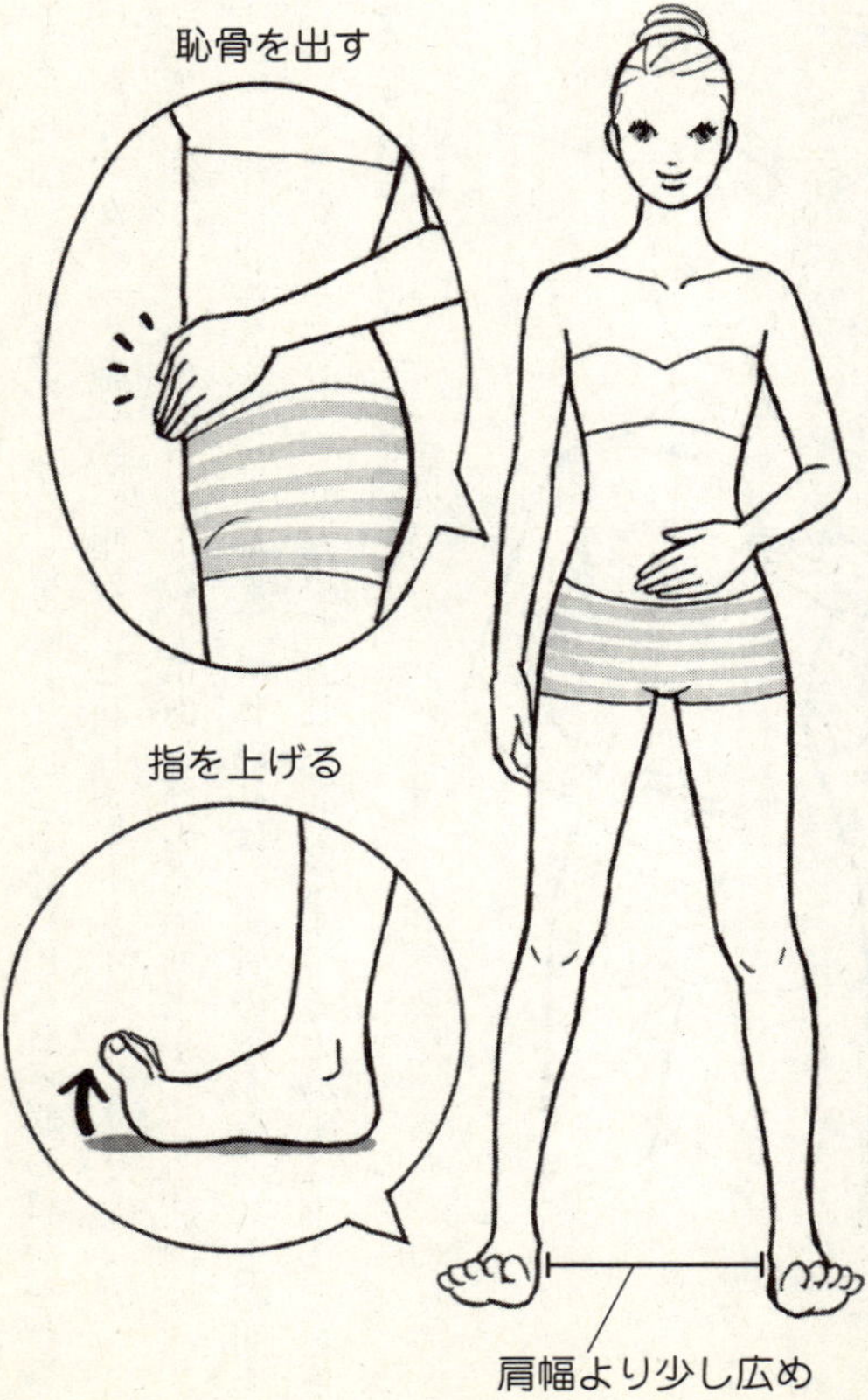

②Part2の「肩まわりチェック」をやってみて、どちら側の肩がやわらかかったですか？　やわらかい側のひじ回しからトライしていきましょう。

手指で、回すひじの側のバストの上にある筋肉を触ります。この筋肉はバストをつり上げ、首の骨を伸ばす縦筋。具体的には、鎖骨の下からバストの間を触っていくとわかるコリッとした縦に流れる筋肉です。その場所に手指をおき、ひじを脇に軽くつけておきます。

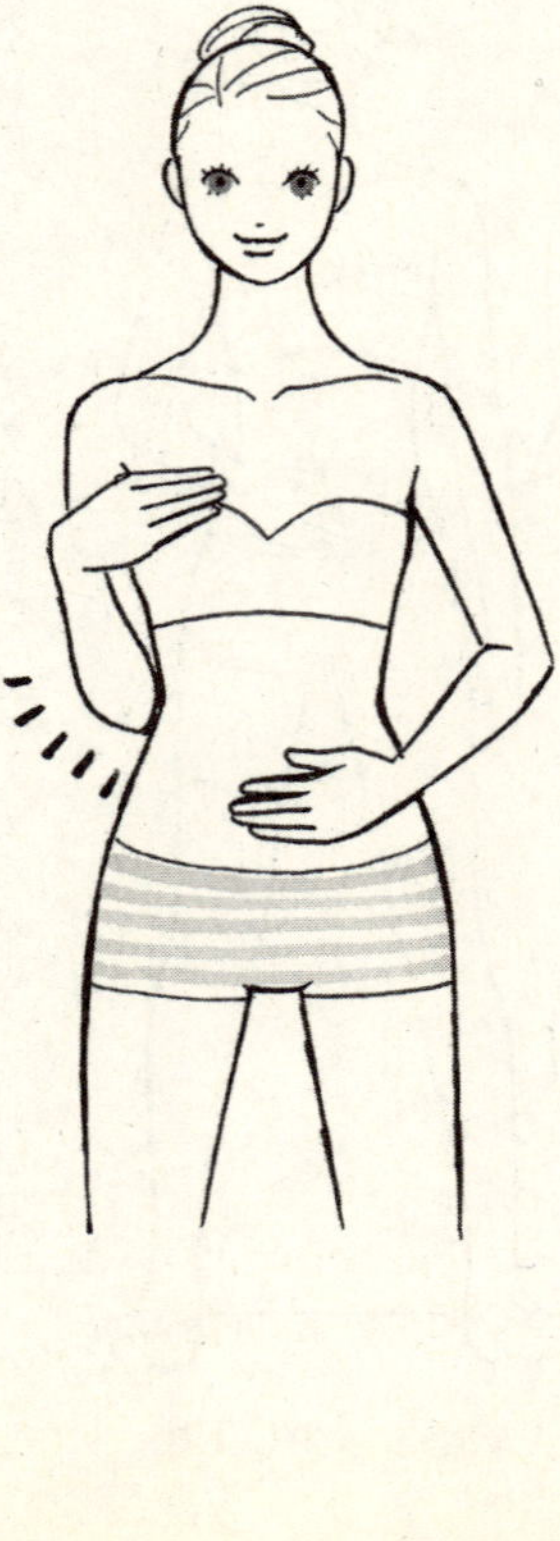

③ひじをひじ頭が天井を向く位置まで上げて、とめます。

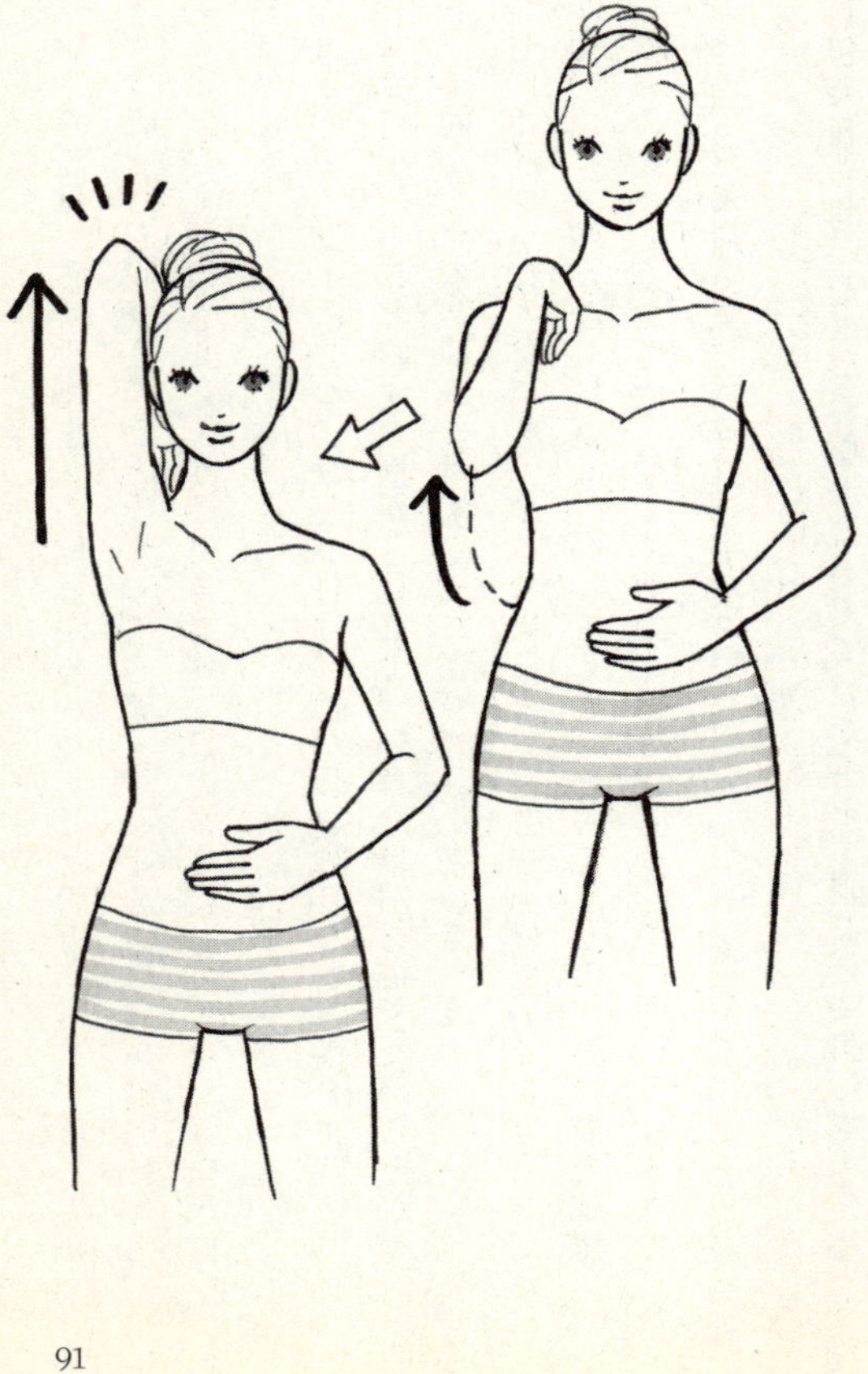

詳しいやり方は、まず手指を②の位置からゆっくりと肩方向へとずらしていきます。すると、ひじ頭が自然と上がってきます。手指をさらに肩越しにずらしていくと、ひじ頭はさらに上がってきます。このようにして、ひじ頭を天井へ向けます。

このときのポイントは2つ。ひとつ目は、腕が耳を触りながら横をすり抜けていくように上げることです。横から見ると、ひじは半円を描きながら上がっていき、正面から見ると腕がまっすぐ上に立っていく感じです。

2つ目のポイントは、体の軸がぶれないこと。ひじを上げていくとどうしても体が傾いたり、顔がひじに寄っていってしまいがちですから、鏡の前で確認しながらおこなってください。顔や体が傾くのは、肩や背中に力が入りすぎている証拠。効果が半減しますので要注意です。

④ひじが天井を向いたら、おなかに当てていた手を、頭ごしに回して、ひじ頭をカパッとつかみ、そのまま上に引き上げます。頭から10センチ程度上に引

き上げるのが理想です。「10センチも引き上げられない」という人は、最初はこの過程をスキップしてもかまいません。ひじを上げてとめたら、引き上げていた手を離し、その手は再びおなかの位置に添えます。

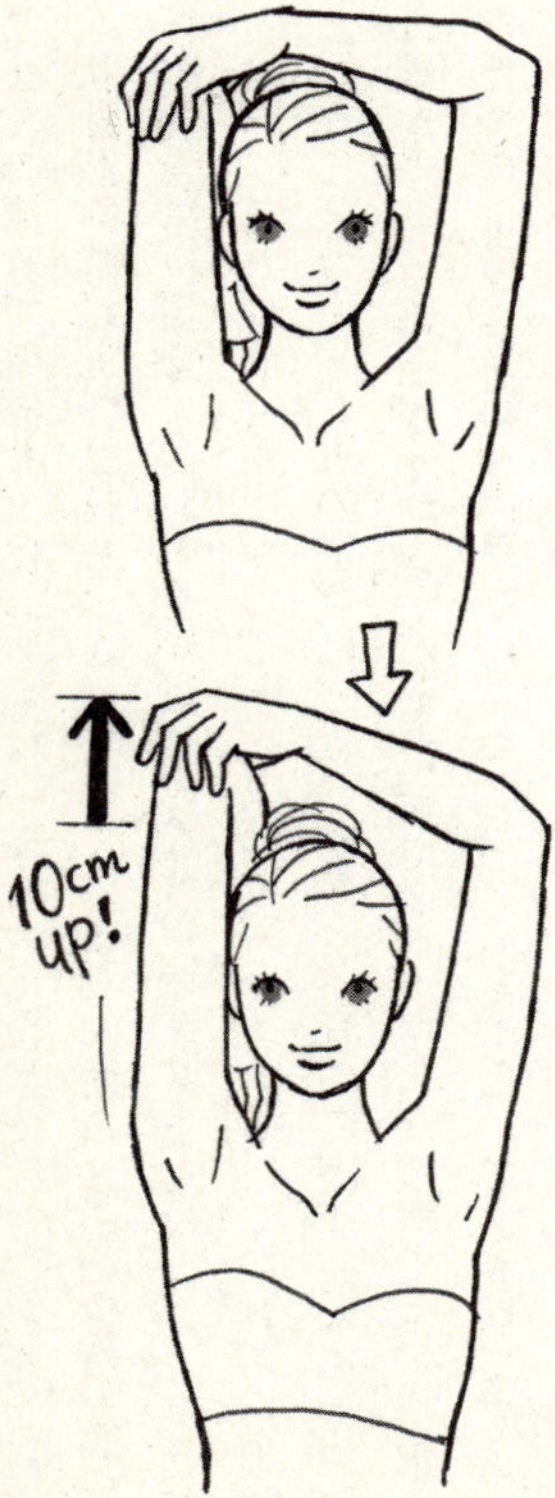

肋骨《ろっこつ》チェック

ここまでの過程で確認してほしいのは「肋骨」の位置です。ひじを上げていくと、肋骨が同時に上へと持ち上がってきていませんか？　その位置が女性らしい体の肋骨の位置です。おへそが縦長になり、ウエストもはっきり見えてきたでしょ？　これは肋骨が上がることによって、ウエストにくびれる余地ができたということです。お尻の位置はどうですか？　背中の縦面が縮まってお尻のつけ根がキュッと上がってきているはずです。「ひじ回し」では、それらの一つひとつの部分に意識を向けながらおこなうことがとっても大切ですよ。

⑤ひじが天井を向いた位置から、今度はひじが体の横で半円を描くようなイメージで下ろしていきます。可能なかぎりひじをうしろに回して半円を描くようにしてみてください。このとき意識するのは「肩甲骨」です。肩甲骨を中央に寄せて下げる感じで回していきましょう。

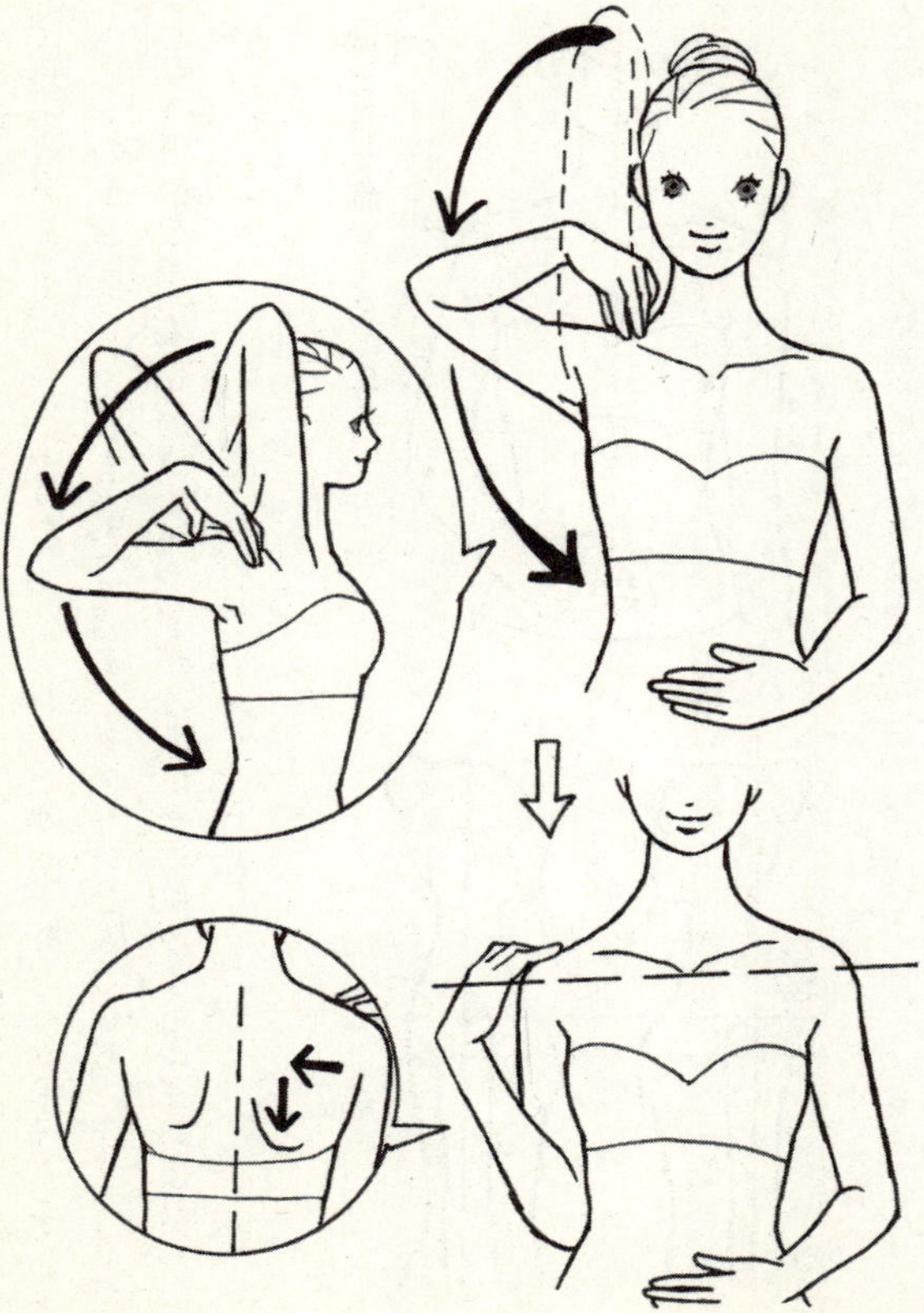

⑥手指で肩をなで下ろすようなイメージで、ゆっくりとひじを回していき、ウエストの位置にひじが収まったら、そこでストンと脱力して、ひじを下ろしましょう。ひじ頭が腰骨の位置まで下がる人はその位置でもかまいません。

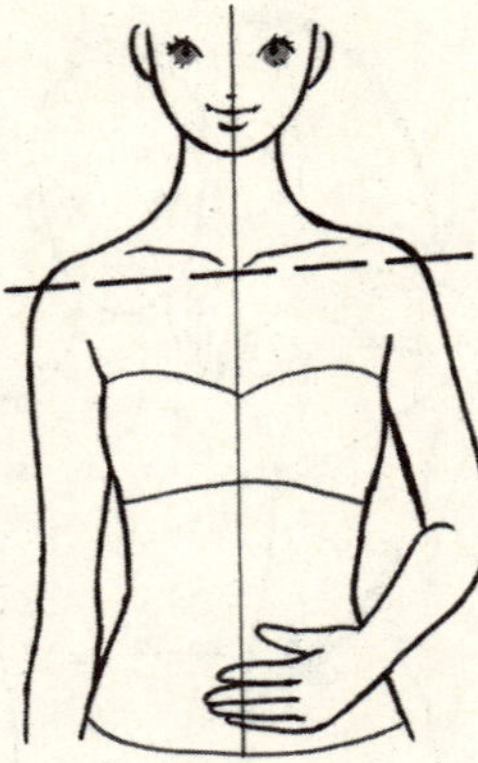

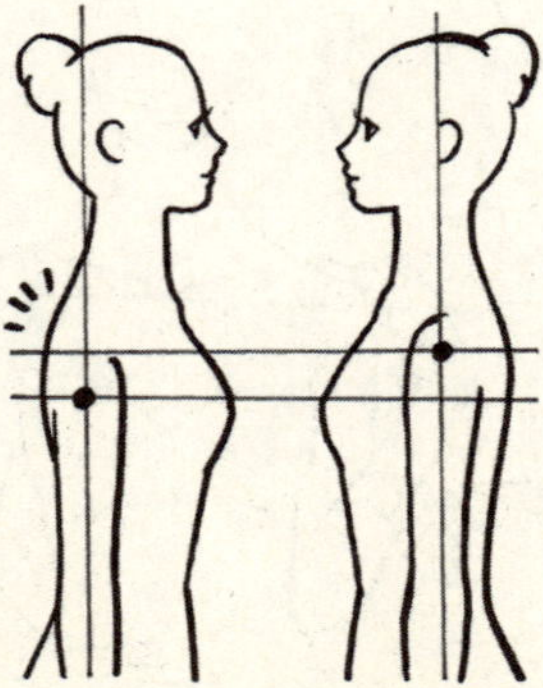

肩チェック

ここで確認してもらいたいのは「肩」の位置です。ひじをストンと下ろしたとき、首から肩先のラインがなだらかになっていませんか？ 左右で見比べると、高さに違いが出ているはずですから、それがよくわかると思います。

前肩だった人はとくに感じると思いますが、肩がうしろに位置を変えているはず。肩の盛り上がりも消えて、首もスッと立っているでしょ？

これは〝肩甲骨を中央に寄せて下げる感覚〟でひじを回したことが大きなカギとなっています。肩甲骨を中央に寄せて下げると、背中面が縦も横も狭まります。すると、胸面が自然と広がって、肩がいちばんいい位置に納まるのです。

胸面が広がるということはバストもアップ。女性らしい体の重要なポイントですね。このこともしっかりチェックしておこなってください。

さあ次のページでもう一度「ひじ回し」をおさらいしましょう。

「ひじ回し」やり方おさらい

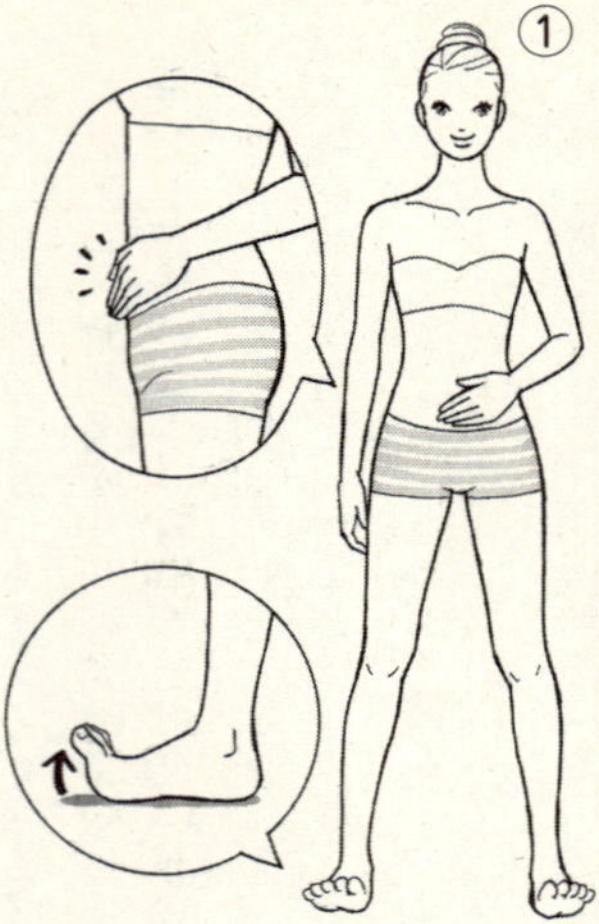

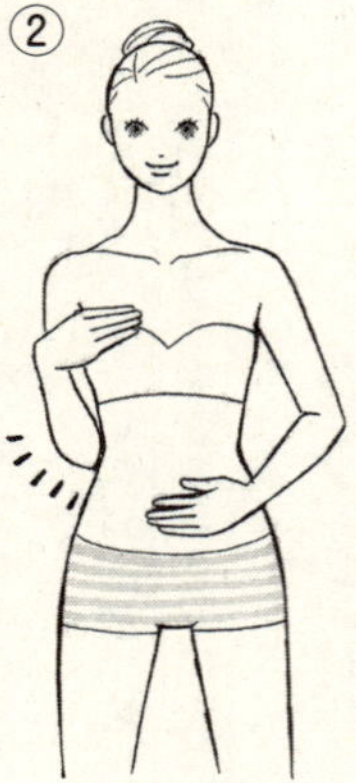

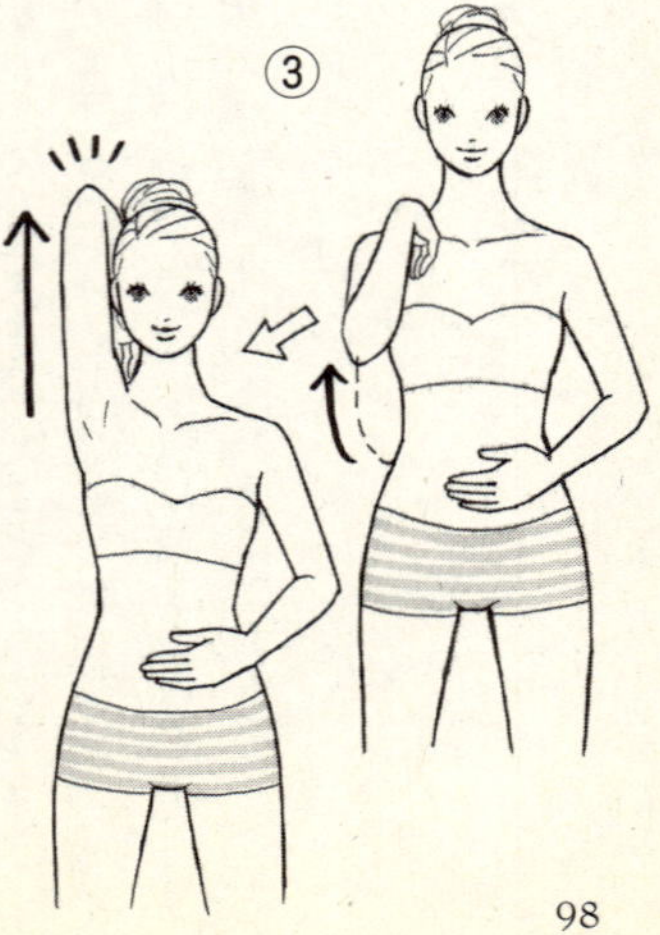

①足を肩幅に広げて立ち、足指を上げ、恥骨を出す。回さない方の手はお腹に。

②回す方の手指で回す側のバストの上の筋肉を触る。

③ひじをまっすぐ上にあげる。

④

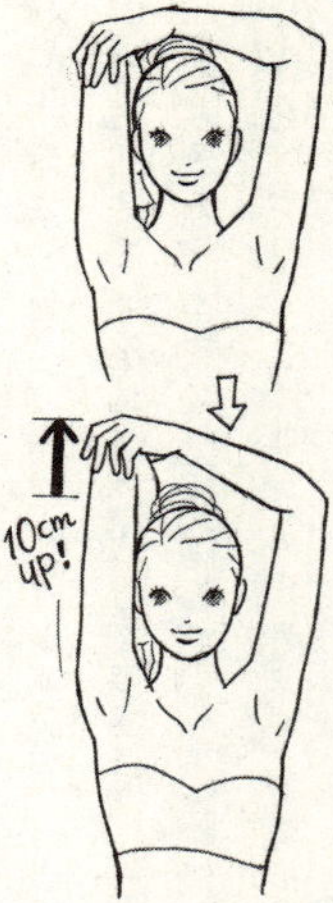

⑤

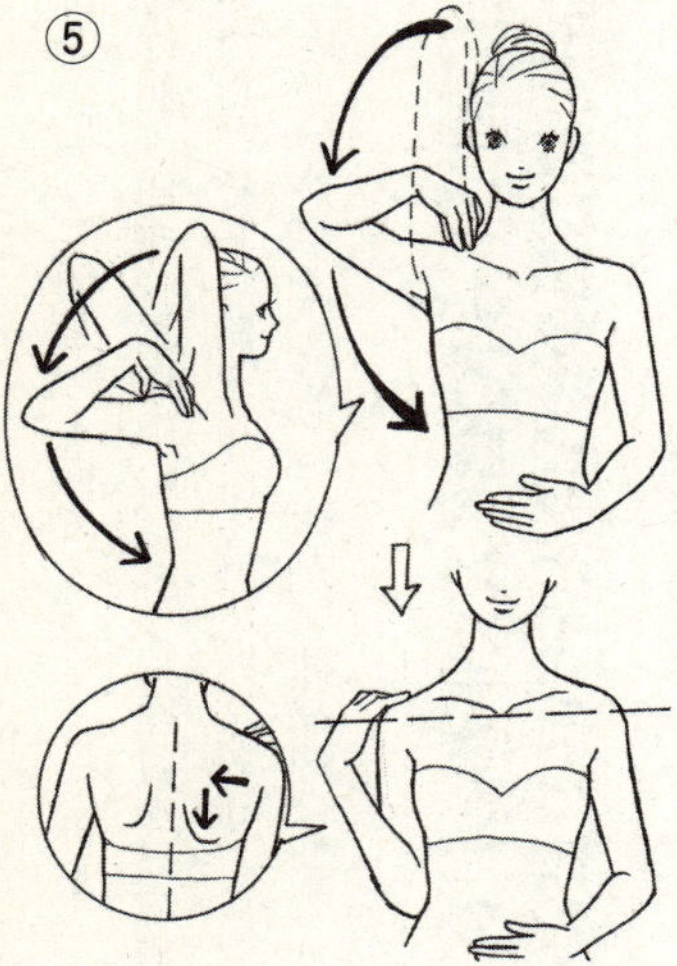

⑥

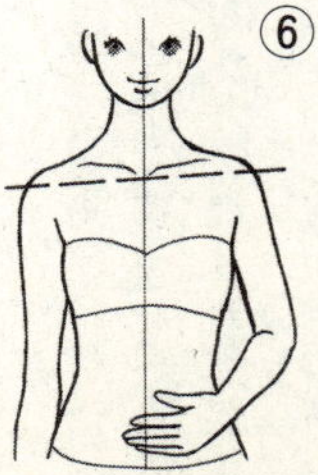

④上げたひじ頭をもう片方の手でつかんでさらに上に高く上げる。

⑤大きくうしろにひじを回す。

⑥ひじ頭がウエストに着くまでまわしたら、うでから力を抜いてうでを下に落ろす。

ここまでが「ひじ回し」1回です。

これを片側5回ずつおこない、最後に全身を鏡に映して、どちらかの肩が上がっていたら、そちら側をもう1回やって終了です。合計でだいたい1分くらいでしょう。いかがですか? 体が〝伸び伸び〟してきたでしょ?

「ひじ回し」〈二の腕ハンカチ巻き〉で調子の悪い部分をピンポイントに改善!

二の腕には「目」「胃」「肝臓《かんぞう》・腎臓《じんぞう》」のツボのような部分があります。「ひじ回し」をするときにそのポイントを「ハンカチ巻き」すると、調子が悪いと感じるところを刺激することができます。一石二鳥ですね。

ハンカチをバイアスに伸ばして、二の腕に巻きます。片手で縛ることになりますから、ちょっとやりにくいかもしれませんが、ハンカチの一方を口にくわえれば大丈夫ですね。

「ひじ回し」〈二の腕ハンカチ巻き〉

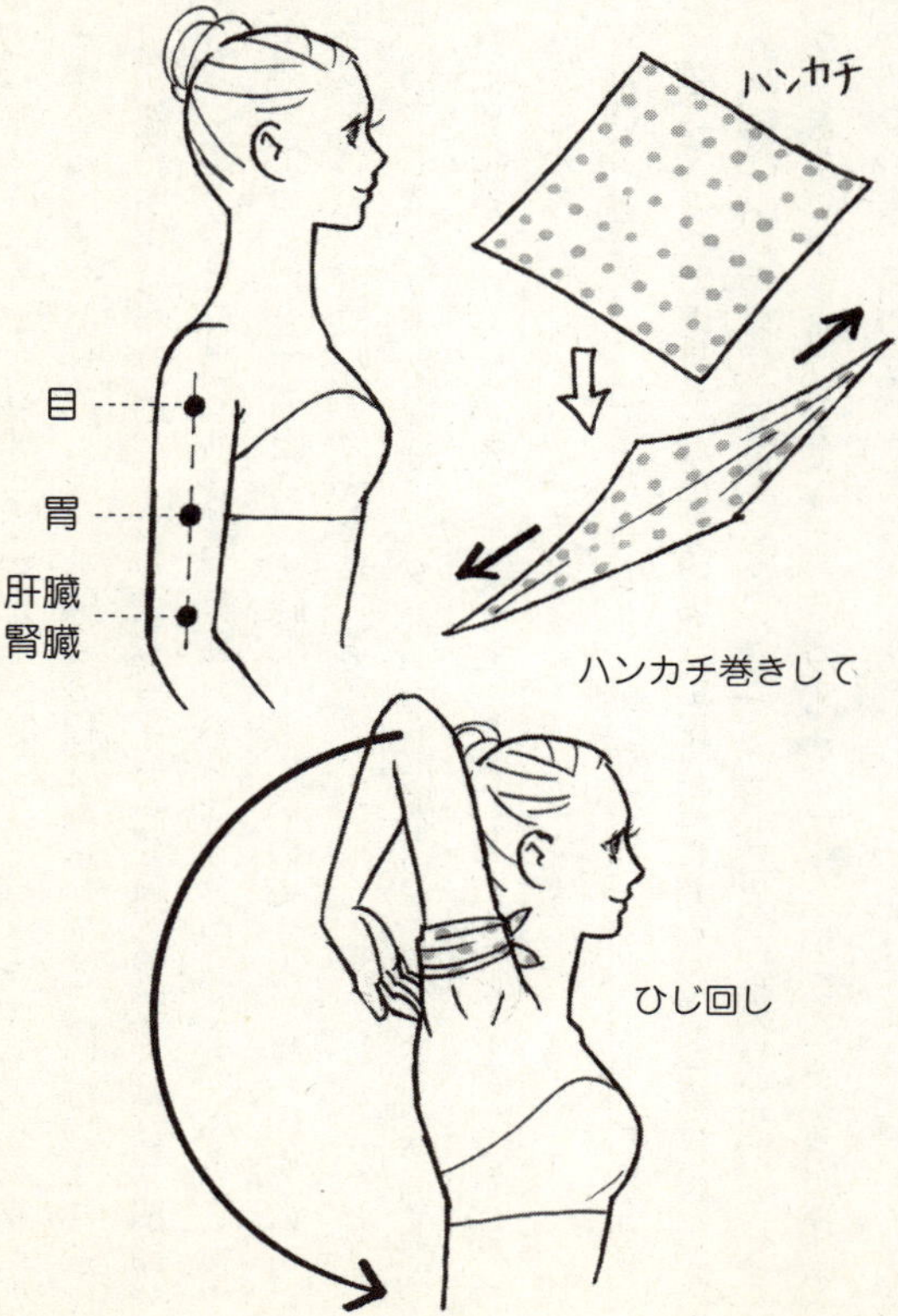

縛る力は締めすぎない、緩すぎない加減です。ひじ回しをすると二の腕に力が入りますから、そのときに〝圧〟を感じる程度がちょうどいいでしょう。

「目」は、脇の下ギリギリのラインで結びます。「肝臓・腎臓」はひじ関節の少し上辺り、「胃」は「目」と「肝臓・腎臓」のちょうど中間くらいが目安です。二の腕を触ってコリッとするところを探してもいいのですが、見つかりにくければ、それぞれの位置にハンカチを結びます。

たとえば、デスクワークで毎日パソコンの前に座っていることが多い人は、かなり目に負担がかかっているはずですね。「疲れ目だぁ〜」という日は、ひじ回しをおこなうさいにハンカチ巻きをしてみてください。

「きのうは飲み過ぎた……」というなら、朝起きて、「肝臓・腎臓」の位置にハンカチ巻きをしてひじ回しをしてみる、心配ごとで胃がシクシクするというときなら、「胃」の位置にハンカチ巻きをしてみるといった具合です。

ハンカチ巻きでひじ回しをすると、その部分のコリッとした硬さがとれて、やわらかくなっているのがわかるはずです。

補足エクササイズ1

「足の指」がうまく上げられない人は…

足の指を上げて立つ体勢がうまくできないという人はいるかもしれませんね。5本の指を全部上げようとすると、後ろへ倒れそうになったり、親指は上がるけど、小指側が上がらなかったり……。

「でも、そもそもなんで指を上げなければならないの？」

そんな疑問を持たれる方もいると思います。たしかに足の指をきちんと上げることと「ひじ回し」は、イメージとしてはあまり結びつきませんね。でもじつは、とっても密接な関係にあるんですよ。

足の指を5本とも上げると、自然と重心がかかと側に移動する、つまり「かかと重心」になり、体がまっすぐに伸びます。姿勢がよくなり、ひじ回しをしたときに、縦筋が伸びやすくなるのです。

また、足の指を上げると、足の裏の筋肉が動きます。この動きはふくらはぎ裏から太腿《ふともも》の裏へ、さらに股関節《こかんせつ》、骨盤《こつばん》へとつながっていきます。体を縦に伸ばす筋肉を刺激し、股関節や骨盤を正しい位置に移動させやすくする動きなのです。この動きによって、「ひじ回し」の下半身への効果が高くなります。

当然、上半身への連動もあります。かかと重心になることによって、上半身は自然とバランスをとるように、いろんな部位を修正していくのです。

かかと加重になると、背骨が前傾していてはバランスがとれませんから、背骨は自然と立つようにカーブします。背骨が立つと、肩の力が抜けて、首が立ってくる。鎖骨だってクイッと見えたりするんです。

人間の骨格は連動していることを考えると、ちょっとした力の入れ加減で、あっという間にこんなバランスがとれてしまうのです。だから、足指は正面から見て、きれいに一直線を描くように上げられるよう心がけてくださいね。

とはいっても、うまくできないという方に、とっておきのエクササイズをご紹介いたします。いつでもどこでもできるので試してみてください。

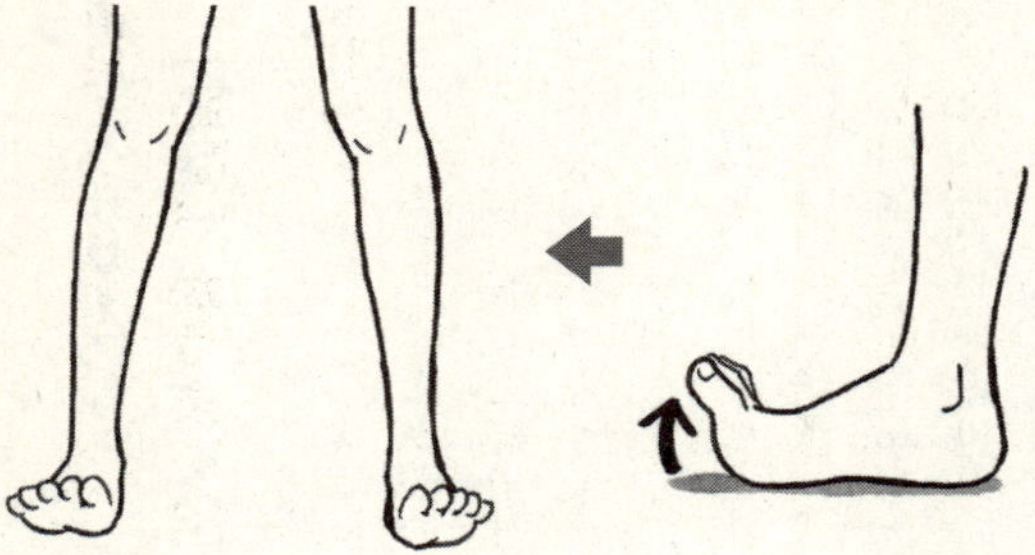

足指上げ体操

①足指を上げて立っていられない場合は、どこかにつかまって体を支えてもかまいません。最初は椅子に座っておこなってもいいでしょう。足は肩幅より少し広く開き、この時点では多少足指がそろわなくても、まず上げる。上げて1〜5を数えてください。

②足指を下ろして、もう一方の足指を上げます。1〜5を数えて下ろします。左右の足指をそれぞれ上げてから、両足指一緒におこなってみてください。足指が上がらない人は、これを何度かくり返しほぐしてから、「ひじ回し」に進んでください。

補足エクササイズ2

「恥骨」がうまく出せない人は…

恥骨の出し方については88ページでも少しお話ししましたが、「どうも、まだイメージがつかめないんだけど……」という人は、次にご紹介する「ひざ抱え&ひざ倒し」エクササイズをおこなってみてください。なかなか恥骨が前に出ない人は、股関節が硬くなっている可能性がありますから、このエクササイズでほぐしてやると同時に、恥骨が前に出る感覚を、横になった状態でまず体感し、立っておこなうさいのイメージにつなげていってください。このエクササイズは、背骨をほぐす効果もあります。ひじ回しを実際にやってみるとわかりますが、ふだん縦筋が〝伸び伸び〟していないと、背骨周辺の筋肉も硬くなってしまっているはず。肩まわりにも緊張がありますから、準備としては効果的なエクササイズになります。

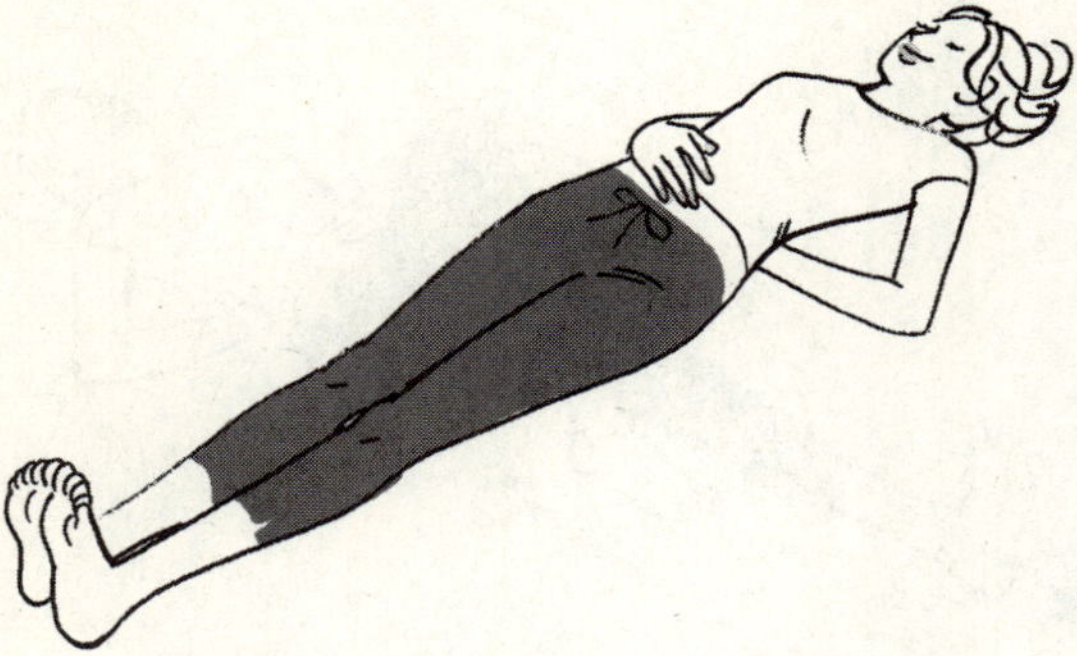

ひざ抱え&ひざ倒し

①両脚をそろえて仰向けになります。片方の手はおなかの上に、もう片方の手は背中の下に入れます。かかとは立てて、つま先を上に向けます。

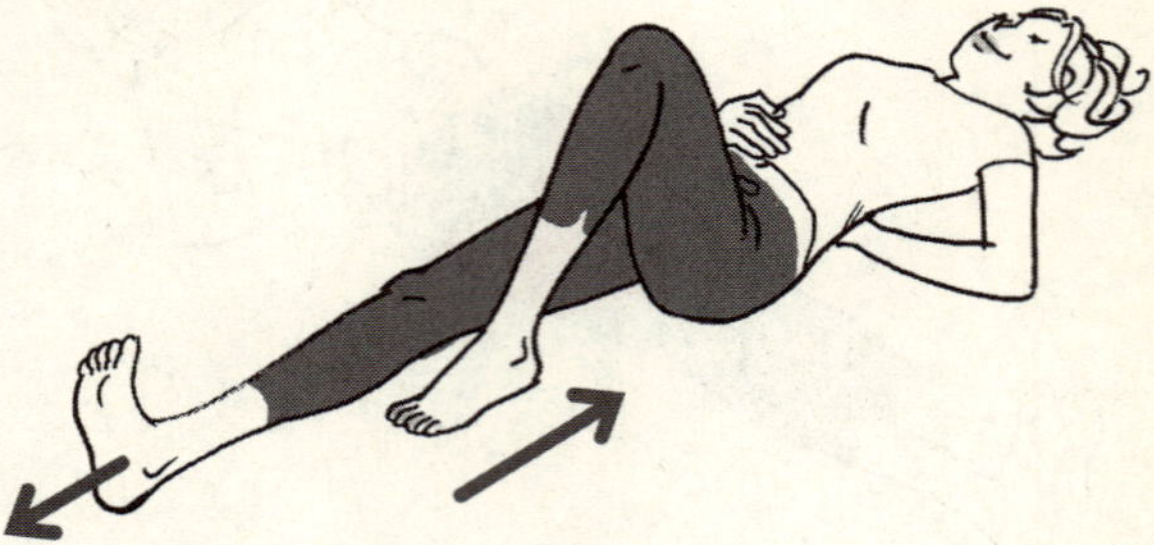

②ひざを倒すのは背中の下に手を入れた側の脚。まず、反対側の脚のかかとをすーっと伸ばします。次いで、ひざを立てる側の脚の裏を床につけてひざを立て、そのまま床をすりながら反対側の脚のひざあたりまで上げていきます。

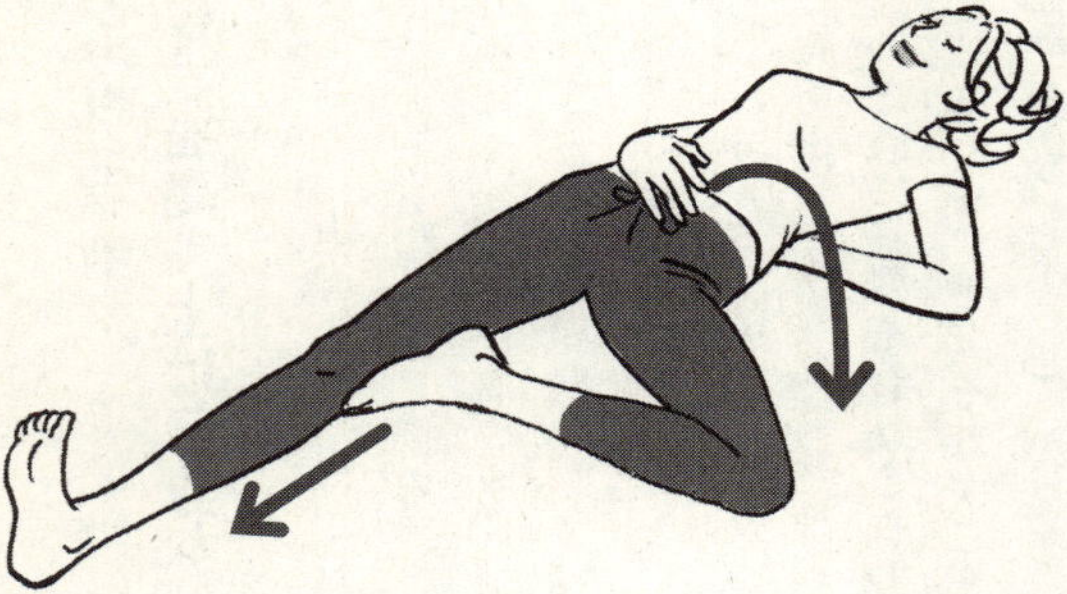

③この状態から、立てたひざを脱力させて、外側にパタンと倒します。

④倒したひざはそのままで、脚の裏を反対側の脚に沿わせながら、ゆっくり伸ばしていき、両脚をスタート時のカタチに戻していきます。このときのポイントは親指以外の指を脚に沿わせること。これを5回繰り返します。反対側も同様におこなってください。

補足エクササイズ3
「ひじ」を高く上げられない人は…

うでを肩より上に上げる動作は、日常的にはそう多くはないかもしれません。高いところにあるものを下に降ろすこともそれほど頻繁ではないでしょうし、電車のつり革につかまるにしても、肩より上に腕を上げることはありません。意識して上げないかぎり、肩の動きは、かなりかぎられていますね。

肩は硬くなる状況にある。だから、

「ひじ回しって、こんなにきついとは思わなかった……」

といった声も聞こえてきそうです。

そんな人のために、肩まわりをやわらかくさせる準備エクササイズも、ちゃんと用意してありますよ。それがご紹介する「半円ひじ回し」「ウエストひじこすり」「椅子でひじ下ろし」の3つのエクササイズです。

半円ひじ回し

①ひじをウエストにつけ、90度に曲げてまっすぐ前に。手のひらは下向きにして、親指を中に入れます。

②ひじから下をうしろ側に半円を描くように動かします。肩甲骨を中央に寄せて下ろす意識を持ちながら、開くところまで開きます。

③横から見るとちょうど半円を描くような動きになります。うしろまで開いたら、手をそのまま前にスライドさせ、もとの位置に戻します。

これを5回おこない手を変えて同じ回数おこなってください。

半円ひじ回し

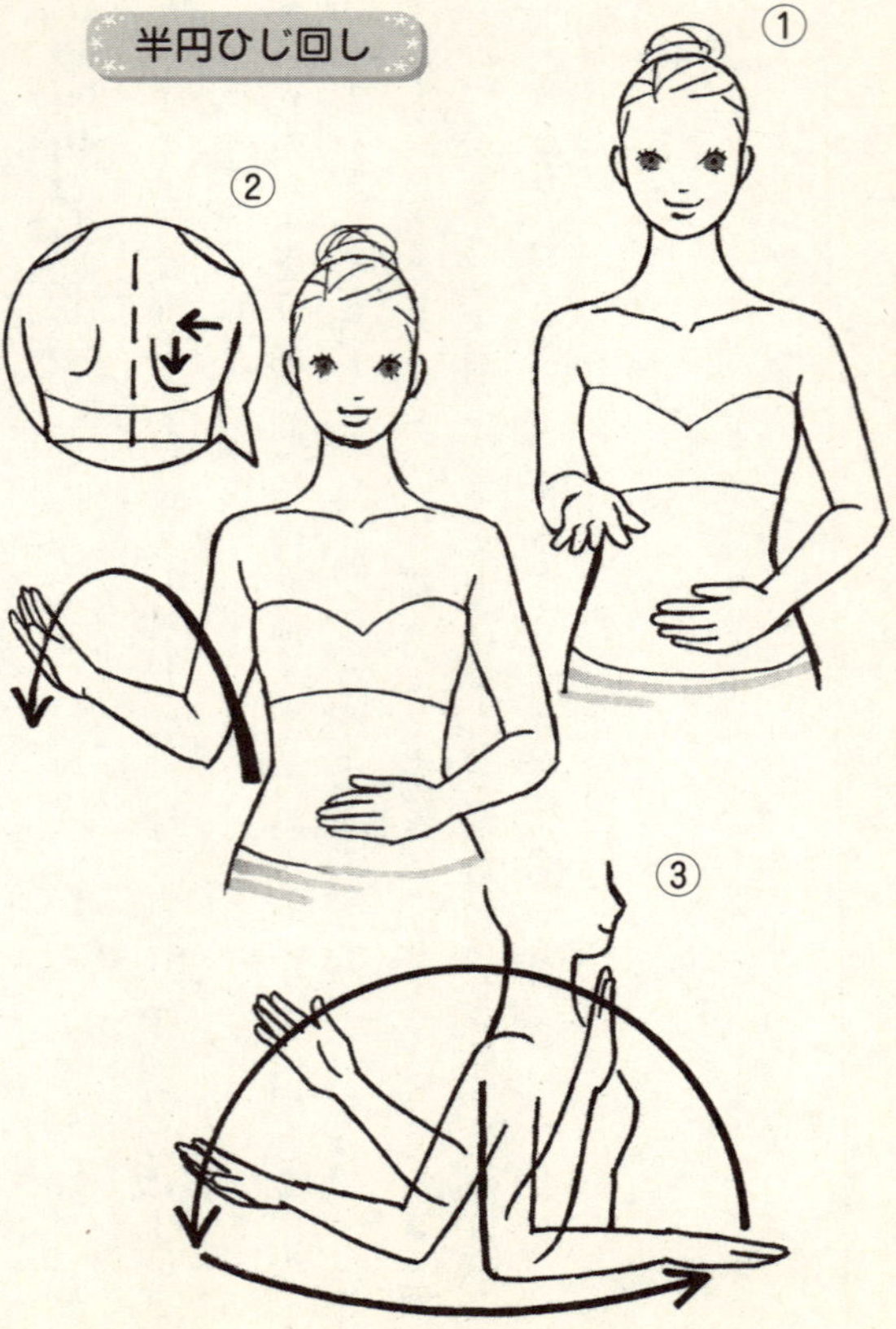

ウエストひじこすり

①ひじを60度に曲げ、ウエストの位置につけます。

②手は手のひらを下にして「キツネ手」にします。親指と中指の先をあわせて輪をつくり、他の指は可能なかぎり伸ばします。親指の先を中指の第一関節まで移動。このカタチが「キツネ手」です。こうすると腕に余分な力が入りません。

③ひじを前からうしろへ、こするように回転させます。胸を広げる意識でおこなってください。このとき注意したいのは、肩に力を入れず、なるべく動かさないこと。ひじだけをウエスト部分でスリスリする感じです。逆回転もおこないましょう。

ウエストひじこすり

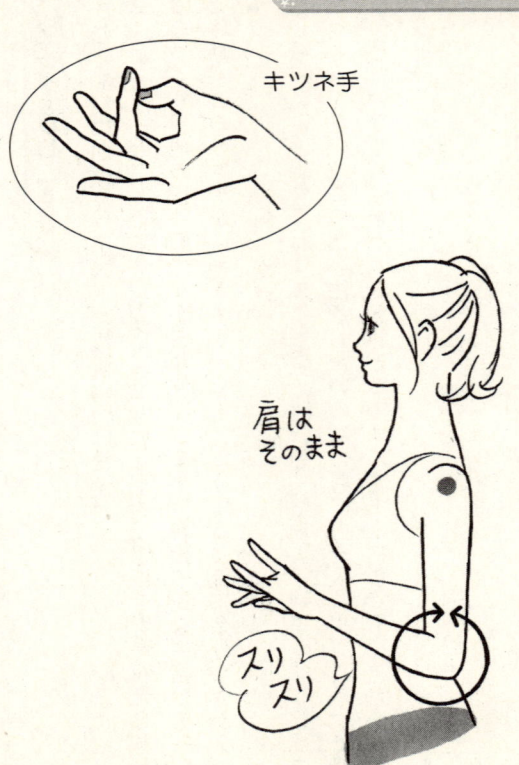

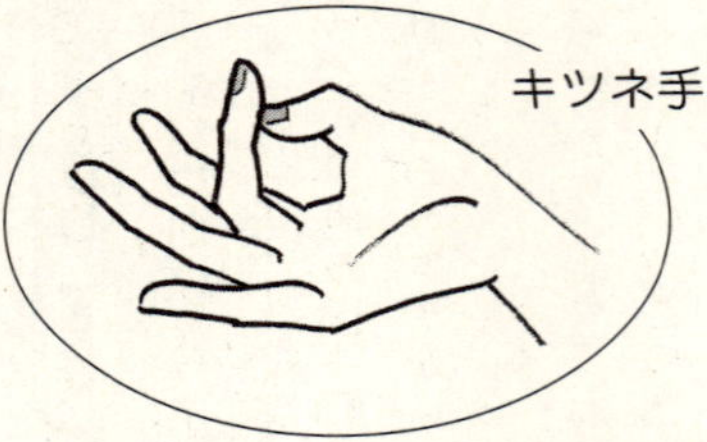

椅子でひじ下ろし

①椅子に浅く腰かけ、脚を肩幅に開きます。片方の脚を前に伸ばし、かかとを立ててつま先を上げます。前に伸ばした脚の側の手を、伸ばした脚の腿の上に置きます。もう片方の脚は、かかとを上げ親指以外の4本の指で床を押します。

②体は正面に向けたまま、伸ばした脚とは反対側の手を、体の斜めうしろ、椅子の背もたれにおきます。二の腕の内側を下に向けるのがポイント。

③その体勢から、ひじを下げていきます。肩甲骨を下げる意識でおこなってください。このとき伸ばした脚はかかとで床を蹴る、首をスッと上に伸ばす感じを維持しましょう。

椅子でひじ下ろし

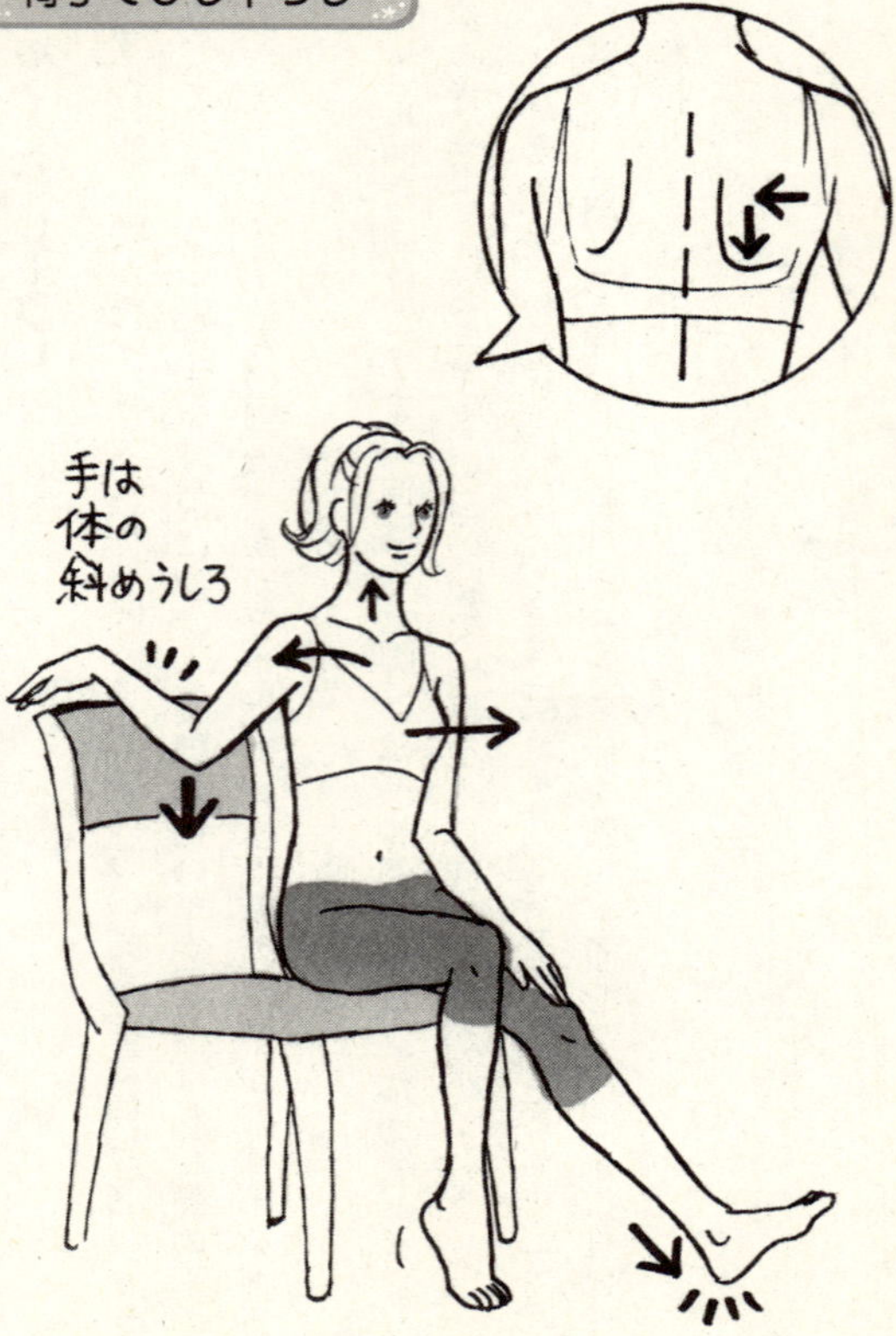

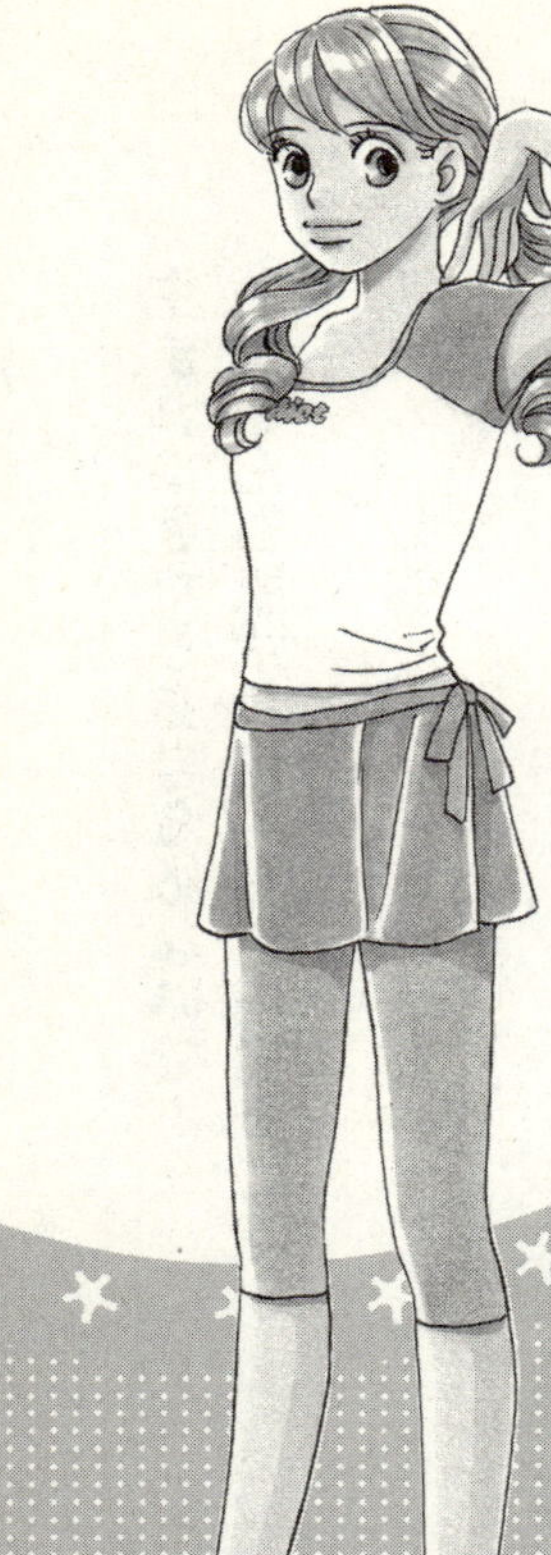

Part 5

色白美肌・体調アップ…
「ひじ回し」で〝いいこと〟がいっぱい！

生まれつきだとあきらめないで！色黒さんも肌荒れさんも色白美肌に！

「彼女、ほんとに肌がキレイ。うらやましいな」

透き通るようなピンク色の肌は、女性から見てもまぶしく見えますね。肌の質や色を決めるもの、それが血液やリンパの流れです。「ひじ回し」は筋肉に心地よい刺激を与え、伸ばします。この筋肉へのはたらきかけが、血液やリンパの流れを促すのです。

血管は、地球を3周半もするほど長く、体の隅々にまで張り巡らされています。毛細血管の血流がアップすれば、栄養分が行き渡り、新陳代謝が活発になるのです。みなさんは、皮膚が28日間で細胞が新しいものと入れ替わることをご存知ですか？　その入れ替わりがスムーズにおこなわれるためには、新陳代謝が活発であるということが不可欠なのです。

「ひじ回し」で筋肉を刺激していたら、いつもベビースキンのような、透明感のあるツルツルの肌に入れ替わってくるのです。

「肌がくすんでいるのが気になる」

「生まれつき色黒だから……」

そんな人もあきらめる必要なんてありません。くすみも色の黒さも、血流がよくなれば改善されます。実際、わたし自身もずっと色黒の悩みを抱えていたんですよ。ところが、エクササイズをおこなうようになって、みるみる肌が変わっていったのです。

肌のハリも甦ります。ハリが出てきて顔のたるみがなくなったという声も、たくさんの方からうかがっているところです。顔だけではありません。全身の肌が美しくなるのです。

スキンケアやメイクなど、女性にはいろいろな〝武器〟がありますが、それを最大限に活かすのは、なんといっても素肌の美しさです。キレイな肌、あなたのものにしてください。

内臓を正しい位置にもどすから便秘にだってよく効きます

女性の〝憂うつ〟のランキングをつけたら、間違いなく上位にランクアップされるのが「便秘」ですね。もちろん、食物繊維をあまりとっていないなど、食生活の問題もあると思いますが、内臓がどんな状態にあるかということも、便秘と大きくかかわっているのです。

姿勢が前かがみだったり、前肩になっていたりする人は、背骨が歪んで肋骨《ろっこつ》が下がり、それにともなって内臓まで下がってしまっています。下がった内臓は腸を圧迫し、そのはたらきを低下させます。これが便秘やガスが出ない原因になっているのです。

「ひじ回し」は肋骨を引き上げ、内臓を正しい位置に戻します。上からの圧迫がなくなった腸はスムーズな蠕動《ぜんどう》運動ができて、頑固な便秘も解消されるというわけです。

「おなかが空いて、ついつい食べ過ぎちゃう。それが原因かどうかわからないけど、便秘気味だし、太ってきちゃったし……」

そんな人もいそうですね。ランチがすんだと思ったら、すぐにお菓子をつまんだり、という女性も少なくありません。食べ過ぎてしまうのは、満腹中枢と関係があります。食欲が満たされたら、本来、脳の満腹中枢神経に「もうおなかがいっぱい」という信号が送られ、食欲が抑えられるのですが、その回路がおかしくなっているのです。

原因として背骨の歪みが考えられます。背骨が歪んで猫背気味だと、胃の裏あたりの神経が圧迫されて、胃液がうまく分泌されず、腸の吸収が悪くなって食べても満腹感が得られないのです。これも「ひじ回し」で改善します。

「ひじ回し」で背骨の歪みが正されると、神経が圧迫されることもなくなり、適量でちゃんと「満腹」の信号が送られて、食べ過ぎをストップすることができるのです。

たった1回で体がポカポカ。冷え性改善の近道が「ひじ回し」

冷え性も女性特有の深刻な悩みといってもいいかもしれませんね。

冷え性の原因はさまざまありますが、体の歪みもそのひとつだと考えられます。体に歪みがあると、歪んだ部分の血管やリンパ管が圧迫され、血液やリンパの流れが滞《とどこお》ります。それが末梢神経の血行の悪さにつながり、冷えを引き起こすのです。また、歪んでいる部分の筋肉が動きにくくなっていることも、血行の悪さに拍車をかけているといえます。

歪みをとり、筋肉を伸ばす「ひじ回し」は、血行の悪さを著しく改善します。ひじ回しは、腕《うで》のつけ根、つまり腋《わき》もよく動かします。腋は、多くの血管やリンパの通り道になっています。だからひじ回しで腋まわりの血管やリンパの流れがよくなり冷え性が改善されるのです。さらに脚のつけ根の血管やリンパの流れもよくなり手足の冷えが解消されるのです。

「ひじ回しに取り組んでから、長いあいだ悩まされていた冷え性が、うそのようになくなった」

そんな声が少なくありません。

肩コリ、首コリにすぐ効きます。そう「四十肩」にまで！

一日中パソコンの前に座って作業をするという仕事のスタイルが増えたことで、急増しているのが首や肩のコリです。オフィスでは退社時間になると、「カッチカチになっちゃった！」と首筋や肩を揉みほぐすといった光景が日常的になっているのではないでしょうか。

首コリ、肩コリの原因は首の前傾。首が真っすぐになっていれば、重い頭を支えるのもそれほど負担はかかりませんが、前傾していると、その重みが首や肩を直撃します。筋肉はムリをして支えなければなりませんし、傾いて歪んでいることで血液やリンパの流れが悪くなって、〝カッチカチ〟の状態になってしまうのです。

「ひじ回し」は背骨から首のラインを真っすぐに整え、首や肩、背中の筋肉をほぐします。首コリ解消、肩コリ解消にはまさにうってつけのエクササイズなのです。仕事の合間でも、ほんの数分間手を休めて、取り組んでみたらいかがでしょう。アフターファイブの首、肩の状態がまったく違ったものになりますよ。もちろん、毎日続けていれば、首コリ、肩コリ知らずの体になるはずです。

腕が水平以上に上がらない、後ろに回せない、といった症状が出る「四十肩」に悩まされる人も増えています。痛みで夜も眠れないということもあるようですね。そんな状態で「ひじ回し」はできませんが、できる範囲の準備エクササイズから始めてみてはいかがでしょう。

継続は力。あせらず、無理せず鏡を見ながら少しずつ実行すれば、四十肩だって克服できるはずですよ……きっと！

腰への負担がなくなって、腰痛改善！ マッサージ要らず

ちょっと街に出てみると、前傾姿勢になっている人が多いことに驚かされます。仕事の場面でも、デスクワークが長いと、知らず知らずに上半身は前かがみになっているもの。これでは腰痛を訴える人が多いのもムリはありませんね。

体が前傾していると、上半身の重みが腰にかかり、腰椎《ようつい》への負担が大きくなります。いつも前傾姿勢になっているというのは、もう〝生活習慣〟ですから、無意識のうちに腰はつねに痛め続けられているわけです。悲鳴をあげて当然ですね。

「ひじ回し」をおこなって〝姿勢改革〟に着手しましょう。背骨が伸び、バランスよく上半身を下半身で支えられるようになったら、腰への負担は激減します。今度はその姿勢が〝生活習慣〟になるわけですから、腰痛など寄せつける

はずもありません。「長い通勤時間、立っているのがつらい」「腰が痛くなって仕事に集中できない」……。そんな日々とは、はっきり決別宣言です！

肺が広がるから免疫力アップ。がんになりにくい体になります

頭痛の原因も首コリ、肩コリと同じように首・頭の前傾や左右の歪みから起こります。頭を支えようと、つねに余計な力を使っているため、首や肩に硬い筋肉が発達するのです。それが血流を悪くし、頭痛を引き起こします。また、体に左右の歪みやねじれがあると、頭の片側が脈を打つように「ずきずき」と痛む偏頭痛になりがちです。

頭痛がとくにやっかいなのは、精神的な影響が大きいことかもしれません。集中力も持続力も損なわれますし、気分が落ち込み、表情も暗くなります。痛みにたびたび襲われれば、それがストレスにもなりますね。

ぜひ、「ひじ回し」をおこなってください。原因である首の前傾、体の歪みが同時に解消されるのですから！

また「ひじ回し」で前肩を直すと、背中面が狭く細くなり、胸面が広く高くなって肺が広がります。すると、肺が活発にはたらいて免疫力が高まるのです。だから喘息、風邪などの健康面にも効きます。血液やリンパの圧迫もとれて、乳がんやリンパがんにもなりにくい体質をつくりあげます。

「ひじ回し」を続けたら40歳前後で妊娠される方が不思議と多いんです

女性の体はデリケートです。はっきりした原因は思い当たらないのに、だるさを感じたり、気分が滅入ったり……。ありますよね、そんなとき。そうした心や体の変調には、ホルモンバランスが関係しているといわれています。

体のなかではたくさんのホルモンが休みなくはたらいていますが、女性にとって大切なのは卵巣ホルモンです。卵巣ホルモンは生理不順、生理痛といった女性特有の症状にかかわっているのはもちろん、気分が晴れない、イライラする、なぜか不安……という、微妙な心の状態にも大きな影響を与えているのです。

この卵巣ホルモンと深い関係にあるのが股関節《こかんせつ》です。股関節がホルモンに影響を与えるなんて、突拍子もない話のようですが、卵巣は股関節に近い位置にあり、股関節が歪んでいると、骨盤が歪み、卵巣は影響を受け、卵巣ホルモンの分泌が悪くなって、思うようにはたらけなくなってしまうのです。そして、先にあげたさまざまな症状にみまわれやすくなるんですね。

股関節の歪みは頭から首へと続く上半身の背骨の崩れによって起きています。バランスが悪くなった上半身の重みが骨盤にかかり、股関節を歪ませてしまうのです。

その歪みを正し、バランスを整えるのが「ひじ回し」であることを、みなさんは知っています。「ひじ回し」が卵巣のはたらきを回復させ、ホルモンバランスをよくすることを納得していただけたと思います。

また、「ひじ回し」を続けていると、背骨がシャキッと伸び、肋骨が上に上がります。下がった肋骨が内臓を圧迫することは、すでにお話ししましたが、卵巣や子宮もその影響を受けています。肋骨が上がってウエストができ、圧迫がなくなり内臓が引き上げられれば、その下にある卵巣や子宮もずっと負担が軽くなるのです。

いいことがもうひとつ。「ひじ回し」で、骨盤《こつばん》の一部である仙骨《せんこつ》と尾骨《びこつ》（49ページ参照）の歪みもとれるのです。仙骨と尾骨には自律神経が通っています。

自律神経とホルモンバランスは、切っても切れない関係にありますから、仙骨と尾骨の歪みがとれ、自律神経が活発にはたらくようになると、女性ホルモンのバランスにもいい影響がもたらされ排卵や生理も正しくなります。

40歳前後の方でも不思議なくらい妊娠されるのは、そのためでしょう。

ホルモンのバランスがよくなることは若返り（アンチエイジング）にもつながり、姿勢だけでなく肌も髪も爪も健康で美しくなるのは言うまでもありません。

出産直後の〝骨盤緩み〟も〝バストしぼみ〟もすぐ元通り！

妊娠・出産は女性にしかできない大きな仕事です。新しい命を胎内で育み、送り出すことの意義深さは、ほかに比べようのないものですが、ボディラインというところから考えると、課題が山積みということになりそうです。

妊娠中は月を追うごとにおなかが大きくなり、生活する姿勢も変わってきます。臨月近くになると歩くときもおなかを突き出し、背中と腰を使うようになります。そのため背骨にも腰にも負担がかかって、骨盤が緩み、股関節も歪んでくるのです。この時期は赤ちゃんを産むことが最優先。そうした変化も出産に向けての自然の流れですね。

そして、出産後に待ち受けているのが、ボディラインのリカバリーという難題です。骨盤は出産のときにもっとも大きく開きます。出産後は自然に締まっていきますが、ただ、それにまかせていたのでは、歪んだまま固まってしまうことにもなりかねません。そんなときこそ、積極的に「ひじ回し」を実践していただきたいのです。

「ひじ回し」をおこなって上半身のバランスを正せば、ムリな重みがかかりませんから、緩んだ骨盤が歪みのない状態ですばやく締まっていきます。当然、股関節も正しくなり、脚の関節も整います。

「なくなってしまったウエストのくびれをどうしよう？」

「太くなった脚はもとのように細くなるかしら？」

と心配されるのなら、出産後に「ひじ回し」をさっそくはじめてください。数々あるリカバリーのポイントも、自然にクリアされていくはずです。

出産した女性が必ず直面する、ボディラインのリカバリーは、「ひじ回し」がもっとも得意とするところ、といっていいかもしれませんね。

また、授乳をしたからバストが若いころのように戻らない……とあきらめている方はいらっしゃいませんか？　そんな悩みを解消し、元のバストどころかそれ以上の形のよいバストをつくりあげるのが「ひじ回し」です。みなさん、「独身のころより形がよくなった」

「いままでまったくバストがなかったのに、50代で丸いバストに変わった」

と本当にうれしそうに喜ばれます。

左右でバストの大きさに違いがある人は、小さい方の回数を多くやってみてくださいね。

ウエストがくびれると〝食欲〟が正常になる！だから食べ過ぎない

ウエストがくびれると、余計な食欲が湧かない体になる。

「えっ⁈」と感じた人が少なくないのではないでしょうか。でも、〝くびれ〟と〝食欲〟にはたしかな関連があるのです。

便秘の項で満腹中枢の話をしましたが、食欲は胃腸のはたらきの状態にも左右されます。わたしたちが食べたものは、胃で消化され、腸から吸収されます。その腸の状態がよく、消化酵素によって分解された栄養分がきちんと吸収されている場合には、余計な食欲は起こらないのです。

ちょっと考えると、胃腸の状態がよければ、それだけ旺盛な食欲も湧いてきそうな気がするかもしれませんが、それは逆です。栄養分の吸収がよければ、体は「もう、十分栄養をとったな」と栄養摂取に満足します。さらに栄養をとる必要を感じないため、食欲が起きないのです。

一方、腸での吸収が悪いと、「まだ、栄養が足りないな」ということになり、体は栄養を求める、つまり、食欲が湧いてくるというわけです。

さて、くびれとの関連ですが、ウエストのくびれがなぜできるかを思い出してください。下がっていた肋骨が上がって、骨盤とのあいだに十分な距離ができるからでしたね。

肋骨が上がるということは、内臓が引き上げられるということ。内臓下垂が起きないということです。内臓下垂は胃腸を圧迫して、そのはたらきを損ねますから、それがないということは、すなわち、胃腸のはたらきがよいということになります。整理しましょう。

「ウエストがくびれる」⇒「内臓下垂が防げる」⇒「胃腸が健全に働く」⇒「栄養の吸収がいい」⇒「体が栄養摂取に満足する」⇒「食欲が起きない」

「ひじ回し」をおこなうことで、体にこんな変化が起きるのです。

また、ウエストにくびれがあると、胃袋自体が大きくならないという利点も見逃せません。くびれたウエストは筋肉も引き締まっています。たとえていえば、ほどよい弾力のあるベルトでおなかまわりを締めているようなもの。いつもおなかを締めていたら、そんなにたくさん食べられませんし、胃袋も大きくならないのです。

ちなみに、胃袋は3日間で大きさが変わるといわれています。ということは3日間で小さくなることもあれば、3日間で大きくなることもあるということ。

ウエストを引き締めず、野放図に食べていたら、3日で胃袋は大きくなり、さらに食べたくなって、ふっくらボディへの道まっしぐらということも起きるわけですから、注意が必要ですよ。

顔もバストも上向きになると心も上向き。みなさん必ずオシャレになります

さて、ここまで「ひじ回し」で起きる、健康面の〝いいこと〟について説明してきました。最後に「心に起きるいいこと」についても触れておきましょう。

こんな想像をしてみてください。悩みだったずん胴体型が変わってきて、みるみるウエストにくびれができてきた。さぁ、どんな気分でしょうか。

自分に自信が出てきませんか？

気持ちが前向きになりませんか？

考えがポジティブになりませんか？

意欲が湧いてきませんか？

ひとつ悩みが解決しただけでも、心は大きく変わります。自信が持てるよう

になったら、「おしゃれなんかしたって、どうせ……」なんて思っていた自分から、「せいいっぱいおしゃれを楽しんで人生を豊かにしたい」という自分に簡単に変われるのです。エクササイズできれいになった方が、お化粧や洋服のセンスがよくなることは共通しているのです。

前向きな気持ちになったら、迷っていた転職にも、勇気を持って踏み出せるし、躊躇《ためら》っていた資格へのチャレンジにも、積極的にトライできます。ポジティブに考えられるようになったら、もう、引っ込み思案が邪魔して恋に臆病になったりするなんてこともありません。

体調もどんどん上向きになりますから、心が求めている行動に明るく自分を駆り立てていくことができるのです。これって、素敵なことだと思いませんか？

そして、素敵なことをしている自分を見つけたとき、だれもが心からハッピーになれるのです。まわりのみんなも、あなたを見てハッピーになるはず。

さぁ、そんなあなたに向かって、いますぐ「ひじ回し」を始めましょう。

Part 6

「ひじ回し」でヤセた方々から「うれしい報告」をいただきました！

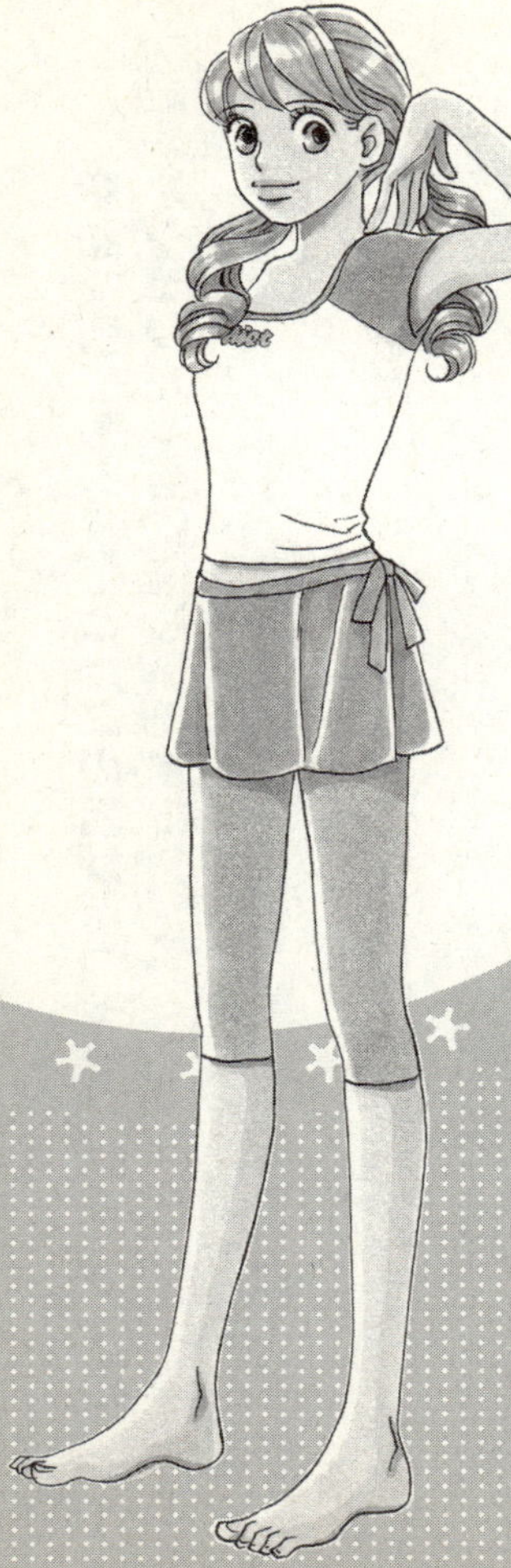

脂肪吸引でもムリだった二の腕がほっそり。オシャレが本当に楽しいです！

白川恵美さん（仮名）＝28歳・会社員

いちばんの悩みはバストでした。体にフィットした洋服が好きなのに、着るとバストが横にはみ出すように流れてしまう。年齢のわりにちょっと下がり気味なのも気になっていたのです。雑誌で南先生のエクササイズを知って、サロンを訪ねたのですが、正直、それほど大きな期待はしていませんでした。

じつは、以前、二の腕の脂肪吸引を受けたのにちっとも細くならなかったという経験があったからです。「手術でも効果がないのに、エクササイズでほんとに効果が出るのかしら？」。そんな思いが消えなかったのです。

指導していただいたのは、バストラインがキレイになるという「ひじ回し」でした。最初は肩や二の腕が盛り上がるほど硬く筋肉がついていたのでうまくできませんでしたが、慣れてくるとスムーズに動かせるようになりました。なにより、筋肉が伸びている実感があって、楽しいのです。

効果はすぐにあらわれました。横流れしていたバストが中央に寄ってきたのです。ハリもずっと出てきて、鏡を見たときは、「あっ、ずいぶん上がってる！」と思わず声が出てしまったほどです。

びっくりしたのはアンダーバストからウエストにかけてのラインが、見違えるようにスリムになったこと。測って見たら、アンダーは6㎝以上、ウエストはちょうど6㎝細くなっていました。

「ひじ回し」で刺激を与え続けているからか、脂肪吸引でだめだった二の腕もほっそりして、肩や背中まわりもすっきりしてきています。それと小顔になったのがうれしい！　顔が引き締まったことでシワもなくなり、なぜかシミやソバカスも消え、素肌でいる時間が多くなりました。

いまはお気に入りのフィット感のあるTシャツやキャミソールも堂々と着れるし、ワイヤーなしのブラでもバストラインには〝自信あり〟です。

ウエスト10㎝減、太もも8㎝減で自信がつき、婚活にも前向きになりました

斎藤まりさん（仮名）＝36歳・会社員

身長が164㎝と大柄なうえ、標準体重を約20キロもオーバー。上半身にも下半身にも、余分な肉がビッシリと貼りついた〝大貫録〟の体型でしたから、いつも頭のなかには「ダイエットしよっ！」という思いはありました。

ただ、お友達と食事をしながら、遠慮なくいろんなことをいい合うのが大好き。食事制限中心のダイエットは絶対にムリだと感じていたのです。仕事が忙しいこともあって、時間をとられるダイエットも不可能でした。

そんなわたしのライフスタイルを知っている知人から、「あなたにピッタリよ」と紹介されたのが、南先生のサロンだったのです。指導を受けてまず取り組んだのが「ひじ回し」でした。わたしの場合、首や肩まわり、背中、二の腕

について筋肉とセルライトを落とし、上半身を軽くするのが先決というのが、先生のご指摘。上半身の重みがド～ンとかかっているために、下半身も太くなっているのだそうです。

「ひじ回し」をメインに下半身のダイエットも取り入れましたが、最初に変化があったのはおなかまわりでした。〝ボテッ〟としか表現のしようがなかったおなかが、みるみる細くなってきたのです。ウエストが10cmも減って、自分でも信じられない思いでした。早速、「太って見えるから」とそれまで敬遠していたベージュの洋服を着てみたら、似合っていて大満足。太腿《ふともも》も8cm細くなっていました。

友だちとの会食はますます増えているのに、どんどんやせてくるのが不思議です。お化粧も楽しく、髪型を変えたりしたからか、姉たちから「すごい、どうしたの？」といわれて、変わった自分を実感しています。憧れでしかなかった女性らしいボディラインに確実に近づいているいま、〝婚活〟にも本気で取り組もうかな、なんて考えています。

あきらめていた小さなバスト、57歳からでも丸く豊かになるなんて！

中沢由美子さん（仮名）＝57歳・会社員

姿勢が悪いと感じたのは小学校高学年のときでした。でも、積極的に直そうとはせず、そのままにしてきてしまったのです。南先生のサロンを訪ねる気持ちになったのは、「姿勢の大切さ」を書かれた先生の本を読んだからです。

体の歪みを解消するために、先生がすすめてくださったのが「ひじ回し」でした。わたしは体が固く、なかなかうまくひじを回せなかったのですが、併せて教えていただいた呼吸法を取り入れながらおこなっているうちに、だんだんできるようになってきました。

猫背を直したい。頭にあったのはただそのことだけだったのですが、「ひじ回し」を始めて8日目、思わぬ変化に気づいたのです。ほとんどふくらみがなかったバストの下側が、まるく盛り上がってきていたのです。57歳という年齢ですから、まさかバストが豊かになるなんて、考えもしませんでした。

それからは、いっそうエクササイズに熱が入ったことはいうまでもありません。すると、1カ月もたたないうちに、バスト全体が盛り上がり、豊かな丸みを帯びてきたのです。じつをいえば、それまでブラジャーはつけていたものの、バストとのあいだは隙間だらけというのが実態。隙間なくバストをブラが包んでいるという感覚を味わうのは初めてだったのです。感動でした！

背骨が伸びて姿勢もよくなり、肩や首の後ろについていた余分な肉もとれてすっきり。ウエストは10㎝、アンダーバストは12㎝減って、しかも身長が3㎝高くなったのです。埋もれていた鎖骨もくっきり浮き上がってきています。

長いあいだ悩まされていた四十肩もすっかりなくなり、毎日が心晴れやかに過ごせるようになりました。自分でいうのはおかしいかもしれませんが、「若返った」というのがいまの心境。せっかく取り戻した若さを持ち続けるためにも、日課から「ひじ回し」ははずせません。

キレイにヤセて息子も主人も大喜び。なんと7年ぶりに子宝に恵まれたんです

塩野八重さん（仮名）＝36歳・公務員

仕事を持ちながら、大家族の世話をするのは大変。毎日がほんとうに戦争のような状態で、自分を省みる暇もありませんでした。もちろん、おしゃれに気を使ったり、体型を気にしたりする余裕もありません。

そんな日々のなかでふと気づいたら、ウエストから下半身にかけて「えっ、こんなに！」と自分でもびっくりするほど、太っていたのです。脚のむくみもひどく、さすがに「やせなくちゃ」と真剣に考えるようになりました。

思いつくままに、ウオーキングや水泳をやってみたのですが、ぜんぜん効果はなし。一時、ジムにも通ったのですが、そこでも体型にこれといった変化はあらわれませんでした。

南先生のサロンにうかがったときは、〝これが最後の砦〟という気持ちだったような気がします。先生の指導で足首のエクササイズとともに取り組んだのが「ひじ回し」でした。ひじを回してウエストや下半身がやせるのか、という疑問があったのは確かですが、上半身の歪みと硬くなった筋肉が下半身に負担をかけている、という先生の説明で納得。とにかく一所懸命やってみようと決意したのです。

体がスッキリして、軽くなってきたのは、始めて1カ月くらいたってからです。そして、3カ月後、なんとウエストが10・5㎝も減ったのです。太ももは3㎝細くなっていました。

うれしかったのは、その数字以上に体型が変わったこと。「ひじ回し」のおかげで姿勢がよくなり、ポッコリ出ていたウエストラインが引き締まったのです。

息子たちに「ママ、すごくやせたね」といわれ、主人がよろこんでくれたことが、最高のご褒美になりました。

肌も白くツルツルになって、おしゃれをするのがとっても楽しみになりました。ショッピングプランを考えながら、うきうきするのは久しぶりでした。

そして、いちばん嬉しい出来事が起きたのです！　驚くことに2番目の子どもを授かったのです。上の子がもう7歳でしたし、もう授からないものだとあきらめていたので、どれほど嬉しかったことか。

主人もとっても喜んでくれて我が家の雰囲気はガラリと変わってしまいました。もちろんいい意味での変化です。

出産はこれからですが、出産後もまた「ひじ回し」でボディラインを取り戻せる。その自信があるからとっても安心しています。

ウエスト17㎝、体重7キロも減って、13号から7号に。毎日が幸せ♪

谷澤ゆきえさん（仮名）＝34歳・会社員

腰の位置が高い。若いころはそれがとても自慢でした。「脚が長いよね～、羨ましい」という声も心地よかったものです。ところが、年齢を重ねると体全体が、それこそ風船が膨らむように、2倍3倍と大きくなってしまったのです。食事の量は以前と変わってはいない、大きなストレスを抱えているわけでもない……。自分の体が〝膨らんでいく〟ことに、ただ戸惑っていました。

友人に紹介されて、南先生のサロンに通い始めたのはそんなときでした。先生から指摘されたのは、背中の硬さと姿勢の悪さ。肩が前のめりになっていて、首が縮まっているということでした。前のめりの姿勢は肺を圧迫したり、内蔵を下垂させてしまうという先生の説明にも「そういえば……」と思い当たることがありました。便秘がちで、横から見ると、バストよりおなかのほうが出ているくらいの体型だったからです。「内臓が下がって腸が圧迫されていたんだわ」と、先生の説明にはいちいち納得できるものがありました。

先生からさまざまなエクササイズを教えていただいたなかで、わたしがとくにお気に入りなのは「ひじ回し」です。前のめりになっていた姿勢が、上へ上へと伸びる感じが気に入った理由です。股関節が硬いとエクササイズの効果は半減すると指導され、「ひざかかえ&ひざ倒し」も夜寝る前に毎日続けました。

エクササイズを始めて1カ月ほどで、背中のお肉がとれ、見えていなかった肩甲骨があらわれました。まんまるだったウエストにもくびれが出始め、3カ月後にはなんと、81センチあったウエストが64センチに。17センチも細くなったのです。それだけではありません。62キロの体重は55キロに、95センチあったお尻まわりが88センチに。ただただ驚くばかりでした。

13号から7号に、洋服のサイズも大幅ダウンして、毎日が幸福感いっぱいです。夜ぐっすり眠れるようになったこともうれしい変化です。

腰痛のために始めたのに、プリンとしたバストもついてくるとは驚きです

桜井光代さん（仮名）＝36歳・会社員

わたしが南先生のところを訪ねたのは、じつは持病の腰痛がひどくなったからです。満員電車で立ちっぱなしで揺られるとズドーンと痛みが走り、これは待ったなしだぞ、と雑誌で知った南先生を訪ねたというわけです。

腰痛に悩まされるのは座りっぱなし、立ちっぱなしなど、いろんな原因が考えられますが、わたしの場合は、前のめりの体を無理に伸ばそうとして背中に力が入り、腰に大きな負担がかかっていたようです。「ゆっくり伸ばしていきましょうね」と南先生から受けた指導は「ひじ回し」でした。

先生によると、わたしの体は全部〝前のめり〟になっていたそうです。肋骨、おなか、太腿《ふともも》が前に張り出していて、それを支えるために、背中や腰に負担が

かかっていたのだそうです。

エクササイズは「ゆっくり」を基本に続けました。ひじはいきなり頭の上まで上げずに、無理のない範囲を見極めて、毎日少しずつ上げていくようにしました。本来のエクササイズからは少し遠回りでしたが、そのおかげで、満員電車に揺られて腰に感じていた違和感が、1カ月を過ぎたころからなくなってきたのです。もちろん、うれしい変化でした。

わたしがびっくりしたのは、腰痛からの解放だけではありませんでした。バストが真ん中に寄ってきたのです。アンダーバストも細くなり、〝こんもり〟という表現がピッタリなほどハリが出てきて、ブラジャーをつけなくても〝いいカタチ〟。これは思ってもいなかった変化だったので、驚きました。

南先生からは「ひじ回しを続けていると、ウエストも細くなるのよ。そうなれば腰への負担はもっと減るはず」といわれているので、今後が楽しみです。

腰痛を抱えているために少し遠回りしていますが、バストアップの成果を励みに、これからもエクササイズを続けていきたいと思っています。

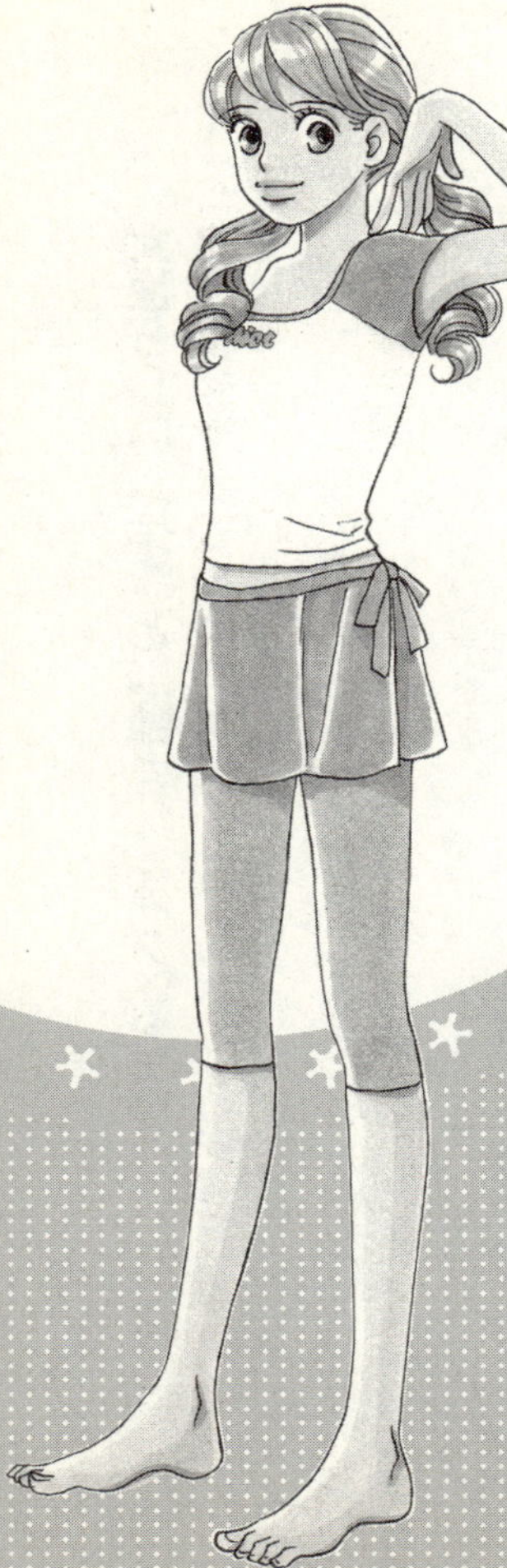

Part 7

「手・ひじ・肩」
〝しなやかモテボディ〟をつくる
毎日のちょっとした習慣

女性らしい〝体〟と〝動き〟をつくるコツ。知らなきゃ損ですよ

「ひじ回し」ダイエットは、女性らしい体を手に入れるエクササイズ。ぽっちゃりだったウエストがすっきり細くなって、バストもアップ。美しい肩から背中のラインを手に入れることができるダイエットです。

一度手に入れた美しいボディラインは、もうけっして手放してほしくはありません。そのために、日常生活のなかに取り入れてほしい、いくつかの簡単なエクササイズと習慣があります。「ひじ回し」の効果をアップすることもできる、とっておきの方法です。

むずかしいことは何もありません。〝クセ〟としてそれらを習慣づけるだけ。女性らしい体づくりのために、ぜひ続けてくださいね。

手をげんこつにしてはいけません

習慣にしてほしいことのひとつ目は、手を「げんこつ」にしないことです。

「げんこつの、何がいけないの？」

実際に、げんこつをつくってみてください。軽く握っただけでも腕の筋肉に力が入りませんか？　二の腕に力が伝わっていく感じはありませんか？

そうです、手をグーにすると、力を入れるつもりはなくても、自然と力が入ってしまうのです。グーッと力を入れてげんこつにしてみると、肩や背中面にも力が入るのがわかりますか？

女性らしい体は、背中面や二の腕を鍛えてはいけないと申し上げました。手の甲に力をいれると、筋肉を縮めて、たくましい頑張る筋肉をつくってしまうことになるんです。反対に、手のひら側は伸ばす筋肉につながっています。女性らしい体とは胸面を広げ高く伸ばし、背中面に力を入れず関節をしなやかに動かせる体のこと。つまり、げんこつは女性らしい体から遠ざかる習慣ということになるわけですね。

「でも、ペンを持ったり、電車のつり革につかまったり、掃除機をかけるときだって把手を握らなきゃいけないし、料理をするときだって包丁を握るし……。げんこつを日常生活のなかから排除するのは、けっこう難しいかも」

もちろん、日常生活のなかでげんこつポーズをまったくしてはいけないということではありません。伸ばして反らせるポーズが少ないだけです。だから、「グーッ」としたら、ただ「パーッ」とすればいいんです。縮こまったら伸ばす。これを習慣にすればいいのです。それが次にご紹介するエクササイズです。エクササイズといっても、大げさなものではまったくありません。丸まったら、伸ばすだけのことですから、日常的な〝クセ〟にしてしまえば、簡単ですね。

関節を美しく使うクセが身につくと自然に硬い筋肉は消え、しなやかな薄い美しい筋肉が発達します。

手のひら四指伸ばし

手のひらを上に向け、四本の指をそろえます。もう片方の手を四指の上に添えて、手首をそり返らせるように、添えた手に力を入れて、下側にクィ～と伸ばします。親指には力を入れないのがポイントです。

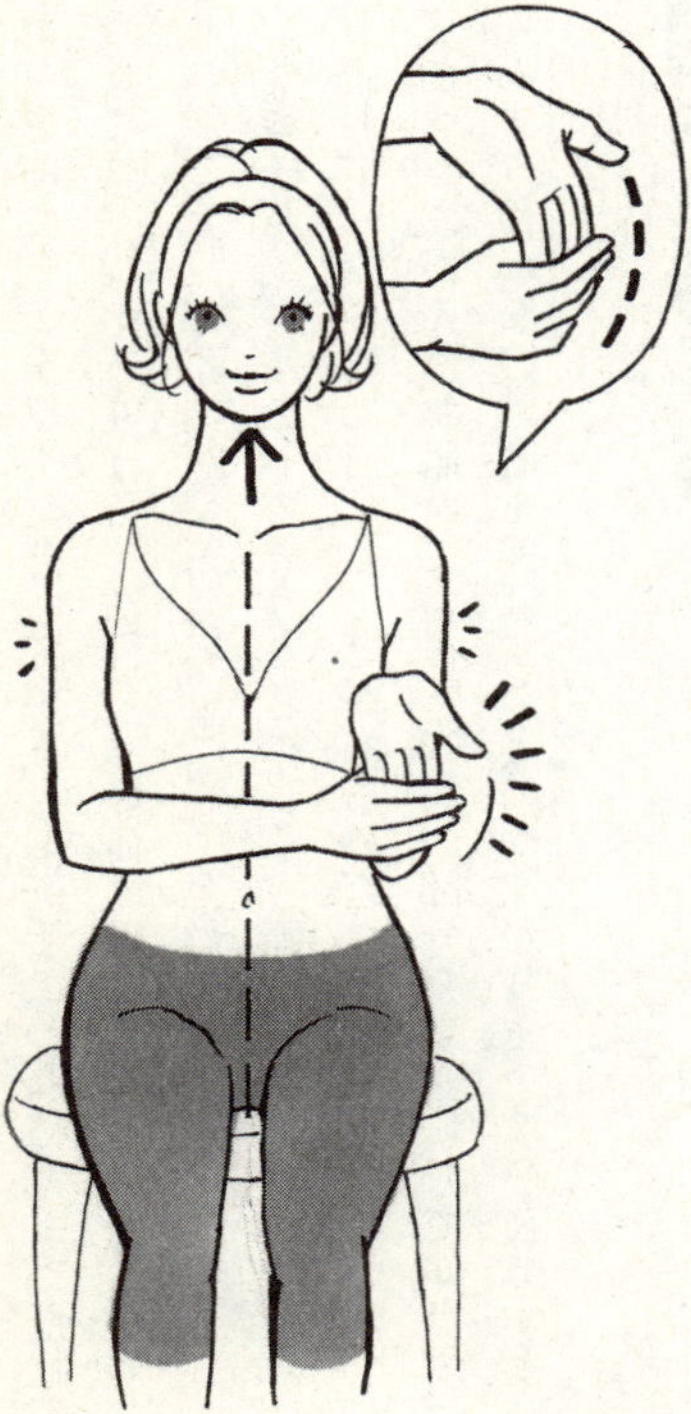

パソコンを前にデスクワークをしていると、両手はつねに丸まった状態です。手の甲も丸まり、背中も丸まる。女性らしい体にはよくないことばかりですから、〝手のひらを伸ばす〟習慣づけは、とっても大切です。

「手がコチコチしているなって思うときはよく、両手の指を組んで手のひらをひっくり返して、腕伸ばしをすることがあるのだけど、それでもいい？」

大丈夫です。ふだんは〝隠れている〟内側の部分を表側にして伸ばす。それがふだんあまり使わない縦筋を伸ばすことにつながります。ＯＫですよ。

親指をしまうことをクセにしましょう！

親指が鍛えられると、背中面が発達します。それが「親指をしまう」クセをつけましょう、という理由です。

わたしたちは通常、「親指」だけに意識が集中することはありません。箸を持ったり、ペンを持ったりするときも、何気なくそれを持っていますが、じつは、親指が中心的な役割を担っています。ものを持って、動かす。そうした動作のすべてに親指は関わっているのです。

「親指を使わない動作なんて、それこそ、無理でしょ？」

たしかに、親指に頼らない動作をするなんて、日常的な動きから排除することは難しいですよね。ものを持つという動作のすべては、親指が中心になっているのですから当然。では、背中をやわらかくするには、どのようにして日常的な動作から〝親指〟の動きを考えていったらいいのでしょうか。

これも「げんこつ」から遠ざかる日常の知恵と同じです。使用頻度の多い親指を休ませて、他の四指を動かしてやればいいのです。

次にご紹介するエクササイズがそれ。簡単です。歩いているとき、テレビを見ているとき、お風呂に入りながら……。場所も時も選びません。どんな状況でもできてしまいますから、日常の習慣に取り入れるのは簡単です。

四指開閉

①手のひらを上に向けて開きます。親指の力を抜き、それ以外の四本の指をつけ、親指を手のひらに折り込みます。

②親指には力を入れないように。その状態を維持して、四指を開きます。1本1本を独立させるように開いてください。

③開いては閉じ、をくり返します。回数に制限はありませんから、いつでもどこでも、やってください。

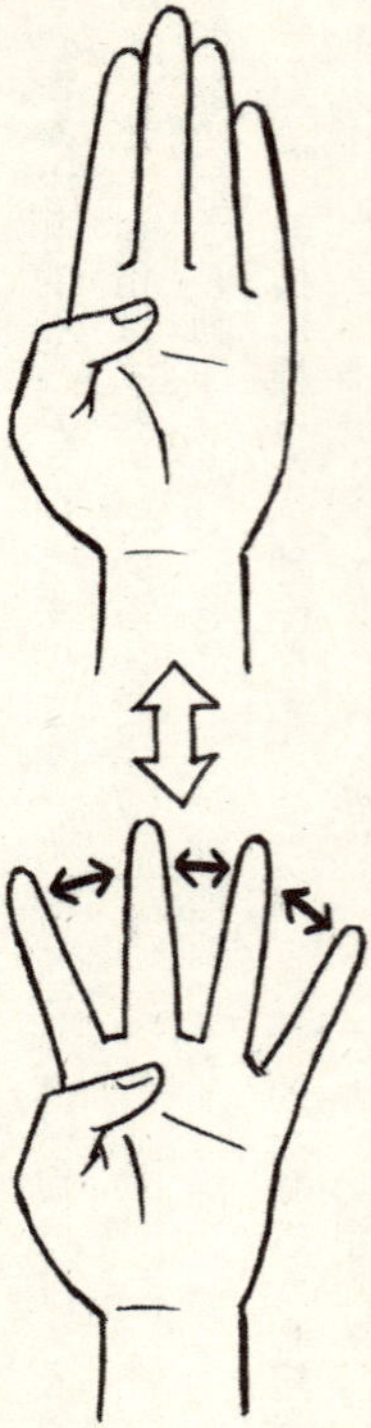

脇は締める。それが女性らしさをつくります

脇が開いている。これをふだん意識することはあまりないと思います。たとえば、ナイフとフォークでステーキを食べているとき、脇を締めている？

「う～ん、力を入れるから、脇は、開いているかな？」

そうなんです。脇をあける場面というのはたいていの場合、肩に力が入るときです。パソコンのキーボードをうつときも、脇はあいていますよね。

脇は、締める意識がないと開いてしまうのがふつうです。女性らしい体のためには、脇を締め下げると美しい肩ラインができるのです。

さて、ためしにゆったりと背中をおろし、足を床につけ、おなかを引いて首を上げ脇を締めてみてください。体のどこかに変化を感じませんか？

「肩が少し、下がった感じがする。それに首が上に伸びていく感じもある」

人の体はたくさんの骨が連結して成り立っていますよね。背中から首にかけてもたくさんの骨があります。通常それらの一つひとつが〝関節〟でつながっているなんて考えることはないと思いますが、背中が丸くなったりしているときは、関節がつまっているということなのです。

この連結を正しく戻すのが「脇を締める」という動作です。

コルクにスクリューを回し込んで開けるタイプのウイング型ワインオープナーを思い浮かべてください。スクリューが深く入っていくと、両サイドにあるレバーが羽を広げるように上がっていきます。このレバーを下げると、コルクはスッと上がってきますね。脇を締めると肩が下がり、首が上へとスッと伸びていくのは、これと同じようなものです。

首が縦に伸びていないと、首ジワができやすくなります。肩も丸まってしまいますし、鎖骨もキレイには出ません。でも、ふだんの生活のなかに「脇を締める」動作はあまり多くない。ならば、次にご紹介するエクササイズも、「ひじ回し」と一緒におこなってくださいね。

キツネ手手首回し

①脇を締めて、ひじをウエストの位置におき、60度にひじを曲げます。
②手のひらを外側に向けて立て、キツネ手（114ページ）をつくります。
③キツネ手のまま、手首を回します。小指側を下から上へ外側に向けて回します。脇が開かないように注意しながら、やわらかくなるまで回しましょう。回すときのポイントは「薬指をまっすぐに立てておく」こと。左右の手を変えて、同様におこなってください。

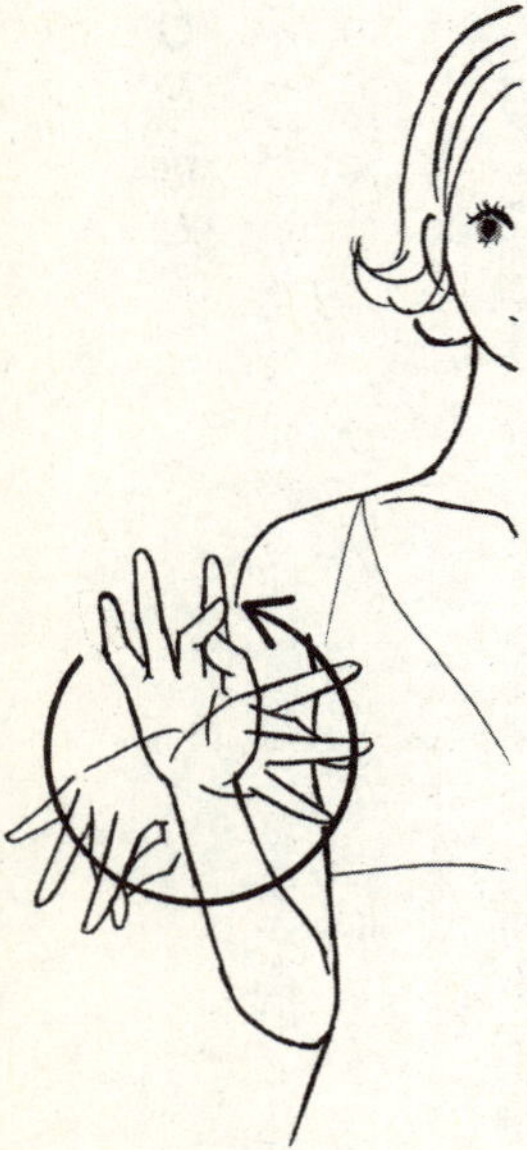

キツネ手ひじ下回し

①立っておこなってください。恥骨を前に出し、おなかを引っ込めて、一方の手はおなかの上に添えます。「ひじ回し」の立ち方と同じです。
②脇を締めてひじをウエスト位置におき、キツネ手を作ります。
③ひじを中心に円を描くように回していきます。こちらも小指側を外へ胸を開くように回します。ひじを体の横につけ二の腕が体から離れないようにしてください。

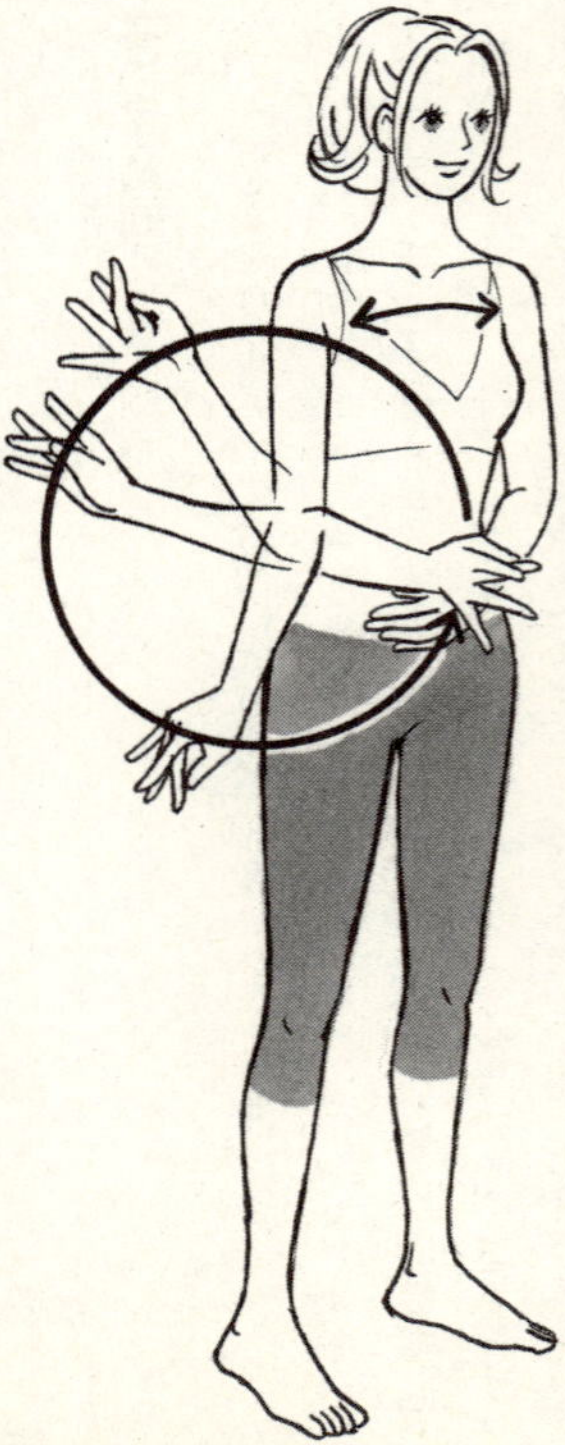

肩に負担がかからない「バッグの持ち方」

肩にかけるタイプのバッグ、あなたはふだん、どのような持ち方をしていますか？

「肩からずり落ちないように、体の前のほうで抱える感じかな」

そうしてバッグを持っている姿を鏡に映してみてください。前のめりで前肩になっていませんか？　この持ち方は胸面を縮め、背中面を広くする持ち方ですね。〝美しさ〟からは遠ざかってしまっています。

先ほど「脇を締める」ことをお話ししました。まず、バッグを持たないで脇を締めてください。胸が広がり、首がスッと立ってきたら、ひじを90度に曲げ、手のひらを上に向けて、そのままひじをうしろに30センチほどスライドします。

ショルダーバッグ

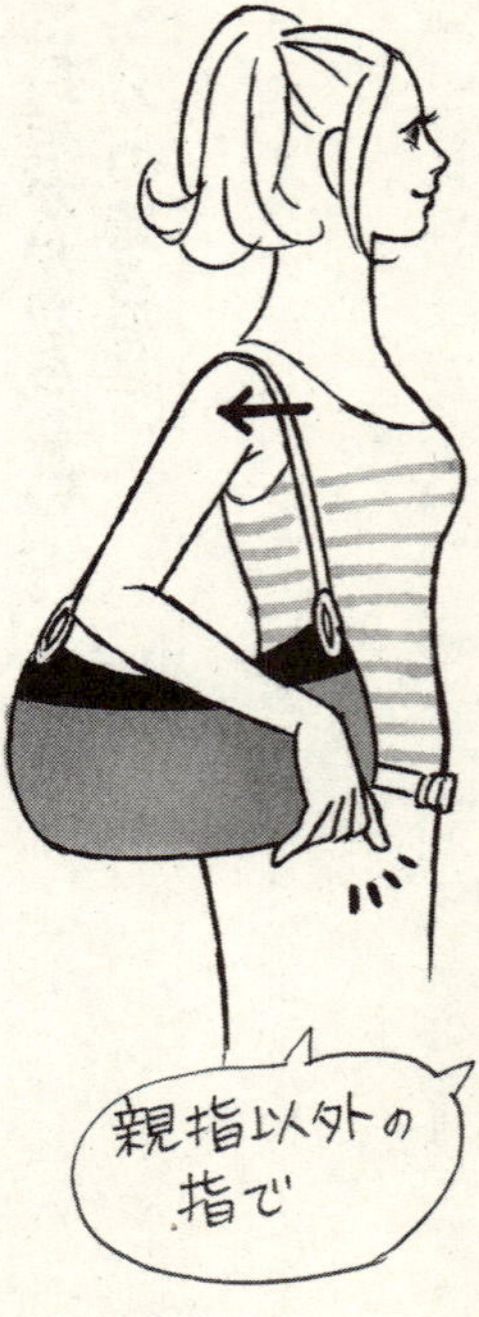

手持ちバッグ

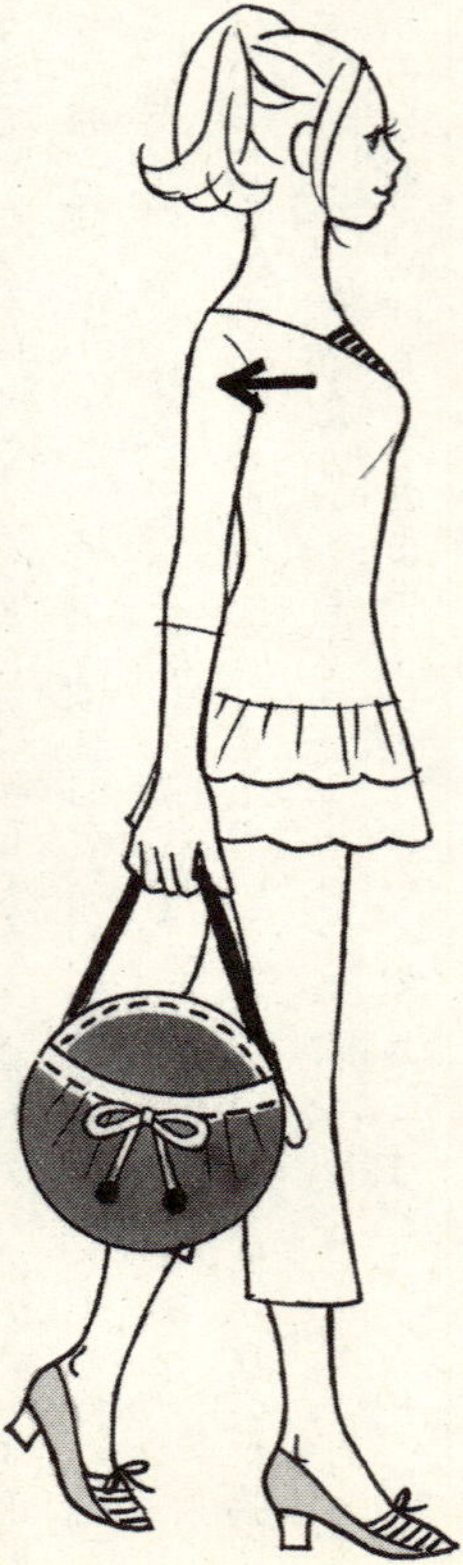

これが理想的なバッグの持ち方の〝カタチ〟です。では、実際にバッグを持ってみてください。上に向けた手のひらの上にバッグの前側の底を当てると、安定します。親指には力を入れないように持ちましょう。薬指でバッグの底を押し上げるとバッグの肩にかかる重さが軽減されます。

「仕事の書類などを入れて持ち歩くので、手持ちバッグなんですけど……」

このタイプのバッグの場合は、バッグの持ち手が体の真横ではなく、お尻の横にくるようにしてみてください。ショルダータイプのバッグの場合同様、胸が広がっている感じ、首が伸びている感じ、ありますよね。この感覚をつねに、バッグを持ちながら確認する。それを習慣づけるようにしてくださいね。

肩を寄せて下げる習慣が美しいうなじをつくる

脇を締める意識をつねに持つことも、バッグの持ち方に気をつけることも、すべてに通じているのが肩甲骨です。肩甲骨を「寄せる」「下げる」。この意識を持って習慣づけることが、美しい体のラインづくりには欠かせません。

肩甲骨は〝寄せて〟〝下げる〟と、美しい背中のラインが出てきます。では、この美しいラインが出ない日常を振り返ってみましょう。

まず、腕組み。胸の前で腕を組むと、脇はしまりませんね。背中は丸くなり、肩も前に出てきてしまいます。

携帯でメールをうつ姿勢も、腕組みと同様に、背中を丸くしています。携帯を見る目線は下ですから、自然と胸面が狭まってしまいますよね。単行本やマンガ本を夢中になって読んでいるときも、あるいはゲームに熱中しているときも、きっとこんな姿勢のはずです。

キッチンに立っているときも例外ではありません。自分の高さに合わないとなおのこと、ついつい前のめりになってしまいますよね。

日常生活のなかには、美しいラインから遠ざかる習慣はやまほどあります。だからこそ、つねに「肩甲骨を寄せて、下げる」意識を持つことが大切。

前屈みになる姿勢が長くつづいたときは、息を胸に吸い込んでまず肩甲骨チェック！

「脇を締めて、ひじは真横じゃなくて、脇よりうしろに30センチ引いてっと。肩甲骨は寄せて、下げるんだよね。あぁ、肩が下りてきた。首もスッと伸びている感じがする……」

これを習慣づけましょう。ちなみに、「気をつけ」の姿勢は、肩が四角くなるのでNGですよ。

デスクワークで疲れた体をその場でほぐす方法

デスクワークはずっと同じ姿勢がつづきます。手が動くのはデスクの周辺だけ。パソコンを前にしているなら、キーボードがその動く範囲ということになってしまいます。

体は必然的に、座る姿勢をキープしたまま。だんだん疲れてきますよね。「背中が丸くならないように気をつけてはいるけれど、長時間座りっぱなしというのは、やっぱり疲れる……」

体は〝ノビノビ〟することを求めています。座ったままでもできるノビノビエクササイズ。それがご紹介する「背もたれ肩伸ばし」です。

このノビノビエクササイズは、朝目覚めのときや浴槽のなかでもできます。体をノビノビしたいときに、いつでもおこなってくださいね。

背もたれ肩伸ばし

①椅子に座って両手を組みます。左の手を右側へ、右の手は左側へ回して、指を組んでください。両手はまっすぐ前に伸ばします。

②両脚をそろえ、指を床に押しつけるようにして、かかとをそろえて上げておきます。これは座ったままで「下」にたまった血流やリンパの流れを戻していくため。かかとを上げると、ふくらはぎあたりもすごくラクになります。

③この体勢から、椅子の背もたれに寄りかかりながら、組んだ両手を頭の上までう～んと伸ばしていきましょう。肋骨が上に上がっていることを意識して、おなかがポッコリ前に出ないように、引っ込めておくのがポイント。手の組み方は必ず変えてください。左右で1セットです。

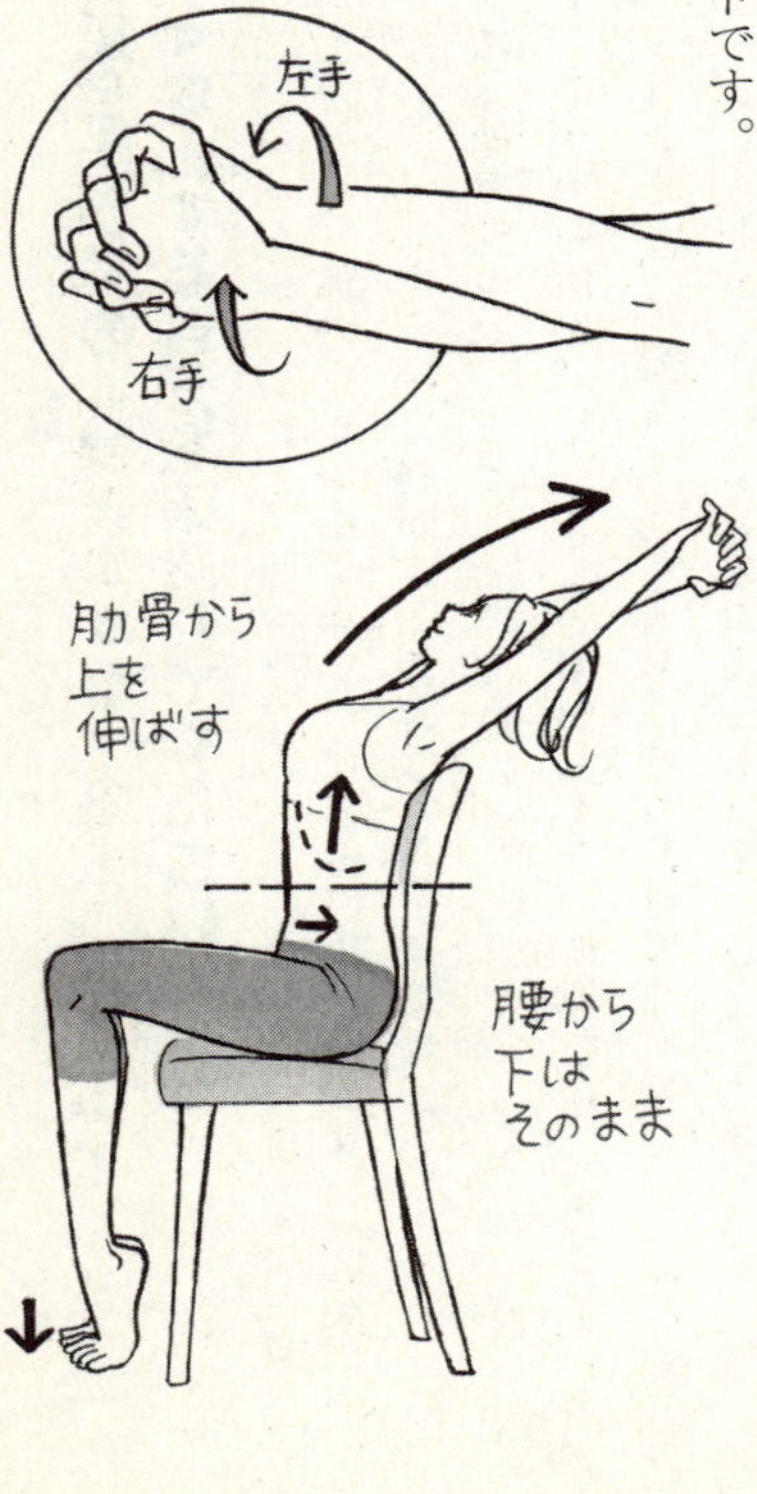

お風呂上がりの「裸チェック」で日々変化する自分を確認してください！

お風呂上がりは、体のラインをチェックする絶好のチャンス。洋服の上からだとなかなかラインを正確に判断することはできませんね。

「鏡の前に、裸で立つってこと？」

そうするのがいちばん。見られて恥ずかしくない状況なら、ぜひそうしてください。「ひじ回し」の効果が、日1日とあらわれてくるのをしっかりと目に映しておけば、明日からの励みにもなるでしょ？

さて、チェックしたいポイントは10コ。まず、正面から見てください。

①ウエストのくびれ、前よりできてきましたか？　ウエストの位置は高くなりましたか？

②バストの左右の大きさと高さはそろっていますか？

次は、鏡に横姿を映します。鏡を見るために首を90度回してください。このとき鼻のラインがまっすぐになっているかどうか確認してください。まっすぐでない場合は、首回りがまだ硬くなったままですから、ここもチェックして。
③バストトップの位置が、肩とひじの中間にありますか？
④バストトップは上がっていますか？
⑤横から見て、背中の丸みは見えていませんか？
⑥肩の位置が首のラインから前に出ていませんか？
ここからはうしろ姿。肩と腰をできるだけ回さずに、首をうしろに回して、鏡を見てください。合わせ鏡があればいちばんです。
⑦肩甲骨の〝カタチ〟は見えますか？
⑧左右の肩甲骨の間は狭くなっていますか？
⑨お尻から肩甲骨の間は狭くなっていますか？
⑩背骨が浮き出て、きれいに並んでいますか？
自分のうしろ姿って、通常は目にすることがありませんね。でも、わたしは

うしろ姿こそ、きちんと見る機会をつくってほしいと思っています。だって、うしろ姿がきれいだということは、胸面、つまり前から見た姿も、横から見た姿も美しいはずだからです。そして、お風呂上がりチェックは、エクササイズにもなるこのポーズで締めくくりましょう。

ウエストひじこすり片脚上げ

①鏡の前に横向きで立ち、脇を締め、鏡に近い方の手を114ページのキツネ手にしてください。この姿勢でポイントになるのは恥骨。恥骨を前に出し、おなかを引っ込めることも意識しましょう。

②キツネ手にした側の脚のかかとを上げて足指立ちになります。自然にひざが上がりますね。中心軸は反対側の足におき、ここで113ページでお話した「ウエストひじこすり」をおこない、ひじをウエストのくびれ位置に収めます。

③このポーズを、首を90度回して鏡を見て確認。左右向きを変えて同様におこなってください。

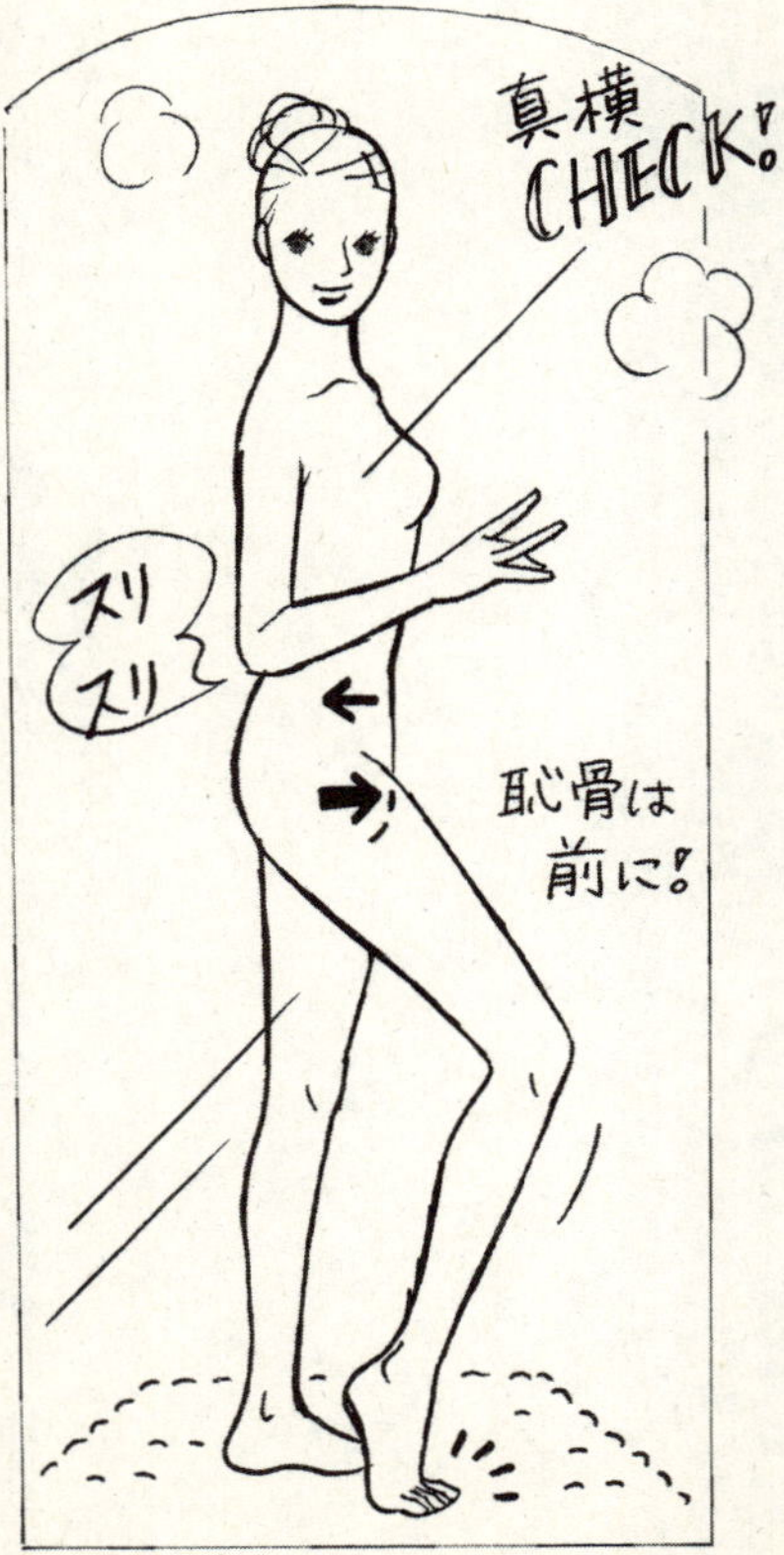
真横
CHECK!
スリスリ
恥骨は
前に!

ちょっとモデルさんになった気分のポーズですが、片脚を上げてひじを体のうしろ脇に収めるこのポーズにも、きちんとした理由があります。片脚ずつ上げると体の可動域が広がり、関節の使い方が美しくなり、筋肉が縦に伸びる率が高くなるからです。その意識でおこないましょう。

青春文庫

ひじ回《まわ》し1分《ぷん》ダイエット

2010年 5 月20日　第 1 刷

著　　者　南《みなみ》 雅《まさ》子《こ》
発 行 者　小澤源太郎
責任編集　株式会社プライム涌光
発 行 所　株式会社青春出版社

〒162-0056　東京都新宿区若松町 12-1
電話 03-3203-2850（編集部）
　　03-3207-1916（営業部）　　印刷／共同印刷
振替番号　00190-7-98602　　製本／フォーネット社

ISBN 978-4-413-09465-8

© Masako Minami 2010 Printed in Japan

本書の内容の一部あるいは全部を無断で複写（コピー）することは
著作権法上認められている場合を除き、禁じられています。

大好評! 南雅子の 1分ダイエット シリーズ

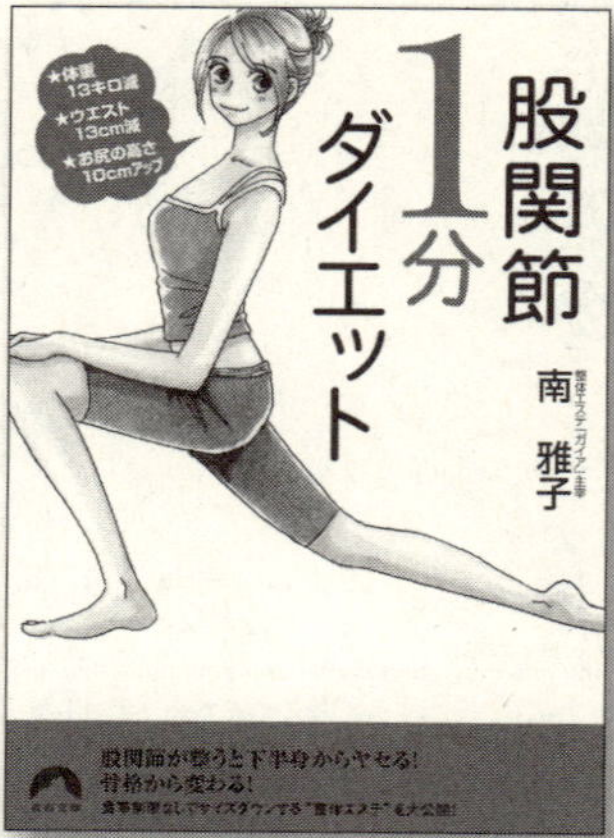

股関節 1分ダイエット

★体重13キロ減
★ウエスト13cm減
★お尻の高さ10cmアップ

股関節が整うと下半身からヤセる!
骨格から変わる!

ISBN978-4-413-09418-4　524円

※上記は本体価格です。（消費税が別途加算されます）
※書名コード（ISBN）は、書店へのご注文にご利用ください。書店にない場合、電話または Fax（書名・冊数・氏名・住所・電話番号を明記）でもご注文いただけます（代金引替宅急便）。商品到着時に定価＋手数料をお支払いください。
〔直販係　電話03-3203-5121　Fax03-3207-0982〕
※青春出版社のホームページでも、オンラインで書籍をお買い求めいただけます。ぜひご利用ください。〔http://www.seishun.co.jp/〕